Die Ideal-Diät für Ihre Blutgruppe

Zum Buch

Kennen Sie Ihre Blutgruppe? Das Wissen darum kann wichtiger sein, als Sie denken. Denn Ihr Bluttyp entscheidet darüber, wie Sie Nahrung verarbeiten und Krankheitserreger bekämpfen. Die Blutgruppen entstanden in unterschiedlichen Stadien der Evolution, um den Menschen jeweils optimal an die äußeren Bedingungen anzupassen. Vor 40 000 Jahren etwa gab es nur die Blutgruppe 0, die dafür sorgte, daß der Jäger und Sammler Fleisch gut verdauen und entsprechende Keime abwehren konnte. Die Blutgruppe AB dagegen ist gerade 1000 Jahre alt und paßt den Menschen an moderne Lebensformen an.

Dr. Jörg Zittlau legt dar, welchen Einfluß die Blutgruppe auf unsere Persönlichkeit und Gesundheit hat, und stellt die jeweils optimalen Ernährungspläne für die vier Bluttypen vor. Essen Sie sich fit mit dem hämoharmonischen Programm!

Zum Autor

Dr. Jörg Zittlau studierte Biologie, Philosophie und Sportmedizin. Er lehrte viele Jahre an der Hochschule, wechselte dann jedoch in den Wissenschaftsjournalismus. Seine Schwerpunkte sind Psychologie, Ernährung und alternative Heilmethoden.

Dr. Jörg Zittlau

● ●

Die Ideal-Diät
für Ihre Blutgruppe

Typgerechte Ernährung –
die neue Gesundheitsformel

Econ & List Taschenbuch Verlag

Veröffentlicht im Econ & List Taschenbuch Verlag 1998
Der Econ & List Taschenbuch Verlag
ist ein Unternehmen der Econ & List Verlagsgesellschaft, München
Originalausgabe
2. Auflage 1999
© 1998 by Econ Verlag München – Düsseldorf GmbH
Umschlagkonzept: Büro Meyer & Schmidt, München – Jorge Schmidt
Titelkonzept und Umschlaggestaltung: Petra Soeltzer, Düsseldorf
Titelabbildung: Tony Stone / Steve Taylor
Die Ratschläge in diesem Buch sind vom Autor und Verlag sorgfältig erwogen
und geprüft; dennoch kann eine Garantie nicht übernommen werden. Eine
Haftung des Autors bzw. des Verlages und seiner Beauftragten für Personen-,
Sach- und Vermögensschäden ist ausgeschlossen.
Gesetzt aus der Corporate-A der Firma Berthold
Satz: Dörlemann Satz, Lemförde
Druck und Bindearbeiten: Ebner Ulm
Printed in Germany
ISBN 3-612-20629-X

Inhaltsverzeichnis

● ●

1. Vorwort

●●●●●●●●●●●●●●●●●●●●●●●

Die Evolution: der Mensch unter Druck

Es ist gar nicht so lange her, daß die Menschheit noch fest davon überzeugt war, in einem einmaligen Schöpfungsakt auf die Welt gekommen zu sein. Doch diese Zeiten sind vorbei. Spätestens seit Charles Darwin wissen wir, daß sich der Mensch wie alle anderen Lebewesen auf dieser Erde entwikkelt hat, daß er im Laufe von Jahrmillionen zahlreiche Entwicklungsstufen hinter sich bringen mußte, vom Einzeller über den Fisch bis zum Säugetier, um endlich zum eigentlichen Homo sapiens zu werden.

Und damit nicht genug. Selbst als der Mensch vor etwa 40 000 Jahren ungefähr seine heutige Gestalt angenommen hatte, war seine Entwicklung noch lange nicht abgeschlossen. Denn die Welt um ihn herum änderte sich, und sie war ihm im wesentlichen feindlich gesinnt. Und der Mensch war ein Mängelwesen, das kein Fell mehr hatte, mit zwei Beinen nicht sonderlich schnell laufen konnte und überhaupt eher schwächlich in der Konstitution war. Wenn er also überleben wollte, mußte er sich anpassen. Die Wissenschaft bezeichnet diesen Zwang als »Anpassungsdruck«, und der Mensch meisterte ihn mit Bravour.

Er schuf sich Werkzeuge und Waffen, er schützte sich mit Kleidung und Hütten vor Kälte und Regen, und er garte seine Speisen über dem Feuer. Doch auch biologisch entwickelte er sich weiter. Sein Wuchs ging immer mehr in die Höhe, sein Körperbau wurde immer graziler – und in einem ungeheuer wichtigen Schritt, sozusagen als Basis für alle anderen Entwicklungen, bildeten sich schließlich auch die Blutgruppen aus.

Von 0 zu AB

Vor 40000 Jahren gab es nur eine Blutgruppe, nämlich die Blutgruppe 0. Der Mensch war zu dieser Zeit in erster Linie als Jäger und etwas später als Sammler aktiv, und dafür reichte Blutgruppe 0 vollkommen aus. Sie versetzte ihn in die Lage, all das zu verdauen, was er erlegte und sammelte, und verschuf ihm die notwendigen immunologischen Grundlagen, um die Keime und Gifte, die ihm in seinem Jäger- und Sammlerdasein begegneten, in Schach zu halten.

Später kamen dann die anderen Bluttypen dazu. Erst A, dann B und schließlich – es ist gerade einmal 1000 Jahre her! – Blutgruppe AB. Alle Gruppen waren Produkt des Anpassungsdrucks ihrer Zeit. Mit anderen Worten: Jede Blutgruppe ist auf ganz bestimmte Lebensumstände geeicht. Während Bluttyp 0 den Menschen »jagd- und fleischtauglich« machte, paßte A ihn an das vegetarisch bestimmte Bauerndasein an, B schuf die Grundlagen für das asketische Nomadenschicksal und AB präsentierte sich bereits als echte »Zivilisationsblutgruppe«, bereit, den Menschen an die modernen Lebensformen anzupassen.

Was uns die Blutgruppe heute noch zu sagen hat

Die Blutgruppen waren offenbar recht erfolgreich darin, dem Menschen die Grundlagen für seine jeweilige Lebenssituation mit auf dem Weg zu geben, denn schließlich existieren sie ja heute noch. Und sie haben uns auch heute noch eine Menge zu sagen. Den Grund dafür gibt uns die moderne Evolutionsmedizin an. Sie sagt, daß alles, was sich im Laufe der Evolution durchgesetzt hat, es auch verdient hat, in unserer Zeit beachtet zu werden. Ein Beispiel dafür ist das Fieber. Es handelt sich dabei um einen urtümlichen Mechanismus unseres Körper, mit eingedrungenen Keimen fertig zu werden. Und offenbar hatte dieser Mechanismus viel Erfolg, denn den Menschen mitsamt seinem Fieber gibt es immer noch. Grund genug also, so die Evolutionsmedizin, diesen Prozeß nicht durch fiebersenkende Mittel zu unterdrücken, sondern ihm möglichst seinen Lauf zu lassen. Denn was die Menschheit über zig Jahrtausende am Leben erhielt, wird auch dem einzelnen Menschen der Gegenwart helfen können!

Ähnliches gilt für die Blutgruppen. Auch sie garantierten das Überleben der Menschheit im Lauf der Evolution. Und auch sie haben es daher verdient, ernstgenommen zu werden.

Klar, daß ein Mensch mit Blutgruppe 0 nicht mehr mit Speer und Bogen auf die Jagd gehen kann; doch er sollte zumindestens seinen Speiseplan an seiner Jägerzeit orientieren. Genauso wie der A-Typ nicht unbedingt auf dem Feld arbeiten muß, dafür aber wenigstens schwerpunktmäßig auf vegetarische Kost setzen sollte. Es gibt also für jede Blutgruppe eine spezifische Diät. Und wer sich danach richtet, orientiert sich damit auch an den urtümlichen Wurzeln seines Daseins – und hat auf diese Weise beste Chancen, bei guter Gesundheit recht alt zu werden.

2. Das Blut:
Grundlage des höheren Lebens

●●●●●●●●●●●●●●●●●●●●●●●●

Zwischen Mystik und Gleichgültigkeit

Die Menschen aus früheren Epochen der Weltgeschichte ahnten noch, daß es sich beim Blut um etwas Besonderes handeln müsse. Im Altertum haben es die Völker gemischt und getrunken, um damit ihre gegenseitige Verbundenheit zum Ausdruck zu bringen. Ähnlich verhält es sich mit der Blutsbrüderschaft, die wir aus den Indianergeschichten kennen, bei der sich zwei Männer (komischerweise gab es nie eine »Bluts-Schwesternschaft«) am Unterarm anritzten und dann ihre blutenden Wunden aneinanderlegten. Die Juden zur Zeit der ägyptischen Sklaverei bestrichen die Türpfosten ihrer Hütten mit dem Blut von Lämmern, damit der Todesengel sie verschone. Moses soll ganze Wasserseen zu Blut umgewandelt haben, und das Blut Jesu Christi steht beim Abendmahl noch heute im Mittelpunkt der christlichen Religion. Weniger christlich geht es bei der berüchtigten Blutrache zu, bei der ganze Familien für die Missetat eines einzelnen büßen müssen – sie ist glücklicherweise ein Relikt aus früheren Zeiten und kommt nur noch vereinzelt vor.

Auch die Sprache zeigt, daß man dem Blut ursprünglich eine große symbolische Bedeutung zumaß. So verweisen noch heute Familien stolz auf das walisische oder hugenottische Blut, das in ihren Adern fließt, um damit ihrer edlen Herkunft Ausdruck zu verleihen. Wesentlich interessanter für unsere gesundheitlichen Belange ist allerdings der Zusammenhang von Blut, Lebendigkeit und Gefühlswelt. So bezeichnet man grausam-unterkühlte Menschen immer noch als »kaltblütig«, während temperamentvolle Charaktere mit dem Attribut »heißblütig« versehen werden. »Das Blut kocht uns in den Adern« und uns »schwellen die Zornesadern«, wenn wir wütend werden, und uns »blutet das Herz«, wenn wir seelische Schmerzen empfinden. All dies sind Ausdrücke für Leidenschaft und starke Gefühle, ganz im Unterschied zu den »blutleeren« Dingen und Menschen, denen wir jegliche Lebendigkeit absprechen.

Doch allen sprachlichen Hinweisen zum Trotz – heute mißt man dem Blut eigentlich keine große Bedeutung mehr zu, da ist sogar mehr vom Urin »als ganz besonderem Saft« die Rede. Blut hingegen erlangt meistens erst dann unsere Aufmerksamkeit, wenn irgend etwas nicht stimmt, beispielsweise wenn wir uns verletzen, beim Arzt einen Bluttest machen lassen oder aufgrund eines Herzinfarkts blutgerinnungshemmende Medikamente schlucken müssen. Nur wenige kennen ihre Blutgruppe, und dann auch nur dadurch, daß sie Blut gespendet haben oder aber auf eine Blutspende angewiesen waren. Das Verhältnis zum Blut ist beim Menschen der Gegenwart eher von Gleichgültigkeit und Ignoranz geprägt: man weiß, daß es da ist, daß man nicht zuviel davon verlieren darf und daß es halbwegs gut fließen muß, damit wir leben können. Über seine eigentliche Bedeutung für unser Leben ist hingegen nur wenig bekannt.

Die entwicklungsgeschichtliche Bedeutung des Blutes

In der Evolution des Lebens gibt es einige herausragende Momente, die für ihren Ablauf von entscheidender Bedeutung waren. Dazu zählt beispielsweise die Spezialisierung der Zellen, also jener Moment, in dem sich ein paar Einzeller in einem Zellverband zusammenschlossen und sich auf bestimmte Aufgaben – wie z.B. das Sehen oder die Nahrungsaufnahme – spezialisierten. Sicherlich gehören auch jene Augenblicke dazu, in denen bestimmte Lebewesen sich dazu entschlossen, vom Ur-Medium Wasser aufs Land überzuwechseln – oder wieder vom Land ins Wasser zu gehen, wie das die Wale gemacht haben. Doch es gehört auch jener Augenblick dazu, in dem sich das Blut entwickelte.

Die Ausbildung des Blutkreislaufs kann in der Evolution gar nicht genug gewürdigt werden. Denn höheres Leben ohne Blut wäre undenkbar. Komplizierte Organe wie Hirn, Leber und Muskeln – sie alle könnten nicht funktionieren, wenn sie nicht durch das Blut ver- und entsorgt, gekühlt und erwärmt sowie vor Krankheitserregern und Fremdstoffen geschützt würden. So einfache Tiere wie Bakterien, Einzeller und Quallen kommen ohne Blut aus, doch bereits bei den Insekten findet man einen Blutkreislauf, der sich zumindest für einen Teil der Organversorgung zuständig zeigt. Und bei den Säugetieren und dem Menschen schließlich ist das Blut weit über die Funktion als bloßer Versorgungssaft hinausgewachsen, erfüllt es eine derart weite Palette von Aufgaben, daß es nicht mehr als Organhilfe, sondern selbst als außergewöhnlich komplexes Organ betrachtet werden muß.

Die Zusammensetzung des Blutes

Das Blut macht etwa 6 bis 8 Prozent unseres gesamten Körpergewichtes aus; in jedem Menschen fließen also fünf bis sechs Liter davon. Ein Liter Blut besteht beim Mann aus 0,46 Liter Blutkörperchen, bei der Frau sind es 0,41 Liter. Das übrige ist Plasma, das sich im wesentlichen aus Wasser, Salzen, Stickstoffverbindungen, Nährstoffen und Eiweißen (wie zum Beispiel den Antikörpern) zusammensetzt. Die wichtigsten Blutbestandteile sind:

• Blutplättchen (Thrombozyten)
Es handelt sich um kleine Gebilde von unregelmäßiger Gestalt. Sie spielen bei der Blutgerinnung eine wichtige Rolle. Ihre Zeit kommt also bei offenen Wunden, wenn es gilt, den Körper vor Blutverlust zu schützen.

• Rote Blutkörperchen (Erythrozyten)
Sie stellen das Gros aller Blutkörperchen. Im Unterschied zu den meisten anderen Körperzellen besitzen sie keine Zellkerne, dafür enthalten sie große Mengen an Hämoglobin. Hierbei handelt es sich um ein intensiv rot gefärbtes Protein, in dessen Mitte ein Eisenatom eingebaut ist. Es fühlt sich unwiderstehlich von Sauerstoff angezogen, läßt ihn aber auch schnell wieder los: bei hoher Sauerstoffkonzentration verbindet es sich mit ihm zu einer lockeren Verbindung (Oxyhämoglobin), die sogleich wieder aufgelöst wird, wenn in der Umgebung Sauerstoffmangel herrscht. Aufgrund dieser Eigenschaften ist Hämoglobin optimal geeignet, Sauerstoff von den Lungen zu den Organen unseres Körpers zu transportieren.
Die Erythrozyten werden im roten Knochenmark von Knochen wie Brustbein, Rippen und Wirbel gebildet. Sie leben etwa 120 Tage, danach werden sie in Leber oder Milz abgebaut. Täglich sterben 200 Milliarden rote Blutkörperchen in unserem Körper, täglich werden aber auch 200 Milliarden von ihnen wieder neu gebildet, sofern der Körper gesund ist.

• Weiße Blutkörperchen (Leukozyten)
Auf 600 rote Blutkörperchen kommt ungefähr ein weißes. Weiße Blutkörperchen verfügen im Unterschied zu den roten

über einen Zellkern, und dies ist bereits ein deutlicher Hinweis darauf, daß ihr Aufgabengebiet ungleich komplexer ist. Den Großteil der weißen Blutkörperchen stellen die sogenannten Freßzellen, die dafür zuständig sind, Fremdkörper und schädliche Eindringlinge mit ihrem massigen Körper zu umschließen und dadurch unschädlich zu machen. Die Freßzellen bilden die Speerspitze unseres Immunsystems, sie können bereits einer ganzen Reihe von Krankheitserregern den Garaus machen. Allerdings haben einige Erreger im Laufe der Evolution gelernt, sich gegen sie zu wehren. Hier ist dann die sogenannte spezifische Immunabwehr gefordert, zu der vor allem die Lymphozyten (sie zählen ebenfalls zu den weißen Blutkörperchen) und die Antikörper gehören.

● Antikörper
Ihr Ziel: unliebsame Körpereindringlinge unschädlich zu machen. Ihr Trick: Sie werden vom Immunsystem genau auf die Oberflächenmerkmale (die sogenannten Antigene) des zu bekämpfenden Eindringlings abgestimmt, es handelt sich bei den Antikörpern also um Maßanfertigungen, die exakt auf den Eindringling zugeschnitten sind. Wenn dann ein derart »getunter« Antikörper auf seiner Wanderung durch die Blutgefäße auf einen der betreffenden Fremdkörper stößt, zwingt er ihn in eine sogenannte Antigen-Antikörper-Reaktion. Mit anderen Worten: er legt ihm chemische Handschellen an, so daß er sich nicht mehr frei bewegen kann. In der Fachsprache wird diese Liaison als Immunkomplex bezeichnet. Dieser Komplex ist wiederum so beschaffen, daß er von anderen Einheiten des Immunsystems zerstört, verschlungen oder aufgelöst werden kann. Je nach Schweregrad des Fremdkörperbefalls kommt es dabei zu mehr oder weniger stark ausgeprägten Entzündungen und Schmerzen.
Die Antikörper spielen bei den Blutgruppen eine entscheidende Rolle. Denn auch rote Blutkörperchen besitzen anti-

gene Eigenschaften, d.h., auch für sie existieren maßge-
schneiderte Antikörper, die nur darauf warten, die passenden
Erythrozyten in ihre chemischen Fesseln zu legen. Natürlich
kursieren Blutkörperchen und auf sie geschneiderte Antikörper nicht in demselben Organismus, denn dies würde ja bedeuten, daß sich unser Blut fortwährend verklumpen und
in einem verheerenden Autoimmunkampf selbst zerstören
würde. Doch zwei unterschiedliche Menschen können durchaus gegeneinander gerichtete Erythrozyten und Antikörper
haben. So enthält Blut der A-Gruppe Anti-B-Antikörper, und
dies bedeutet, daß diese Antikörper sofort in Aktion treten,
wenn sie mit Blutkörperchen der Gruppe B zusammenstoßen.
Und damit nicht genug. Denn dadurch, daß einige Nahrungs-
mittelstoffe in ihrer Oberfläche sehr stark den Blutgrup-
penantigenen ähneln können, kann es auch beim Essen und
Trinken zu Antikörperreaktionen und entsprechenden Schmerzen und Entzündungen kommen. So besitzt Milcheiweiß beispielsweise ähnliche Strukturen wie die Antigene der Blutgruppe B – und dadurch müssen Menschen mit Blutgruppe A
mehr als andere damit rechnen, beim Verzehr von Milch ge-
sundheitliche Probleme zu bekommen.

Die Aufgaben des Blutes

• Stofftransport
Das Blut besitzt zahlreiche Transportfunktionen. Die roten
Blutkörperchen binden den Sauerstoff, der durch die Atmung
aufgenommen wird, und bringen ihn zu den Organen. Dort
wird der Sauerstoff zur Verbrennung von Nährstoffen benötigt, das dabei anfallende Kohlendioxid wird wiederum durch
das Blut – diesmal hauptsächlich im Blutplasma – zu den
Lungen zurückbefördert und dort ausgeatmet.
Auch der Nährstofftransport wird durch das Blut abgewik-

kelt, und zwar durch das Blutplasma. Der wichtigste Nährstoff ist der Glukosezucker, dessen Blutspiegel über die Hormone Insulin (wirkt blutzuckersenkend) sowie Adrenalin und Glukagon (wirken blutzuckersteigend) gesteuert wird. Aber auch Fette, Eiweiße, Hormone, Antikörper, Vitamine und Enzyme werden auf dem Blutweg transportiert.

● Entschlackung
Das Blut bringt die Schlacken, die beim Stoffwechsel im Organismus entstehen, an die Orte ihrer Ausscheidung. Die Lunge gibt Wasserdampf und Kohlendioxid ab, die Niere den Harnstoff.

● Wasserhaushalt
Auf dem Blutweg werden Wasser und Salze im Körper verteilt. Ihre Verteilung ist entscheidend für den Wasserhaushalt des Körpers. Wer beispielsweise zuviel Kochsalz durch die Nahrung aufnimmt, erhöht das Risiko, daß sich in seinem Körpergewebe problematische Wasseransammlungen bilden. Demgegenüber wirken Kaliumsalze, die man beispielsweise in großen Mengen im Spargel und in der Gurke findet, entwässernd auf den Organismus.

● Wärmeregulation
Wird ein Körperteil stärker durchblutet, so erwärmt er sich. Typisch für diesen Vorgang ist die wärmende Rötung, wenn man mit einem rauhen Schwamm seine Haut abrubbelt. Aber auch Entzündungen gehen Hand in Hand mit einer verstärkten Durchblutung und Erwärmung des erkrankten Körperteils.
Auf der anderen Seite kann die Umverteilung des Blutes auch zur Kühlung beitragen. Wenn wir uns beispielsweise körperlich betätigen, wird viel Blut in die Haut abgezweigt. Auf diese Weise bekommt es mehr Kontakt zur kalten Außenluft;

das Blut – und damit der gesamte Organismus – kühlt sich ab. Dieser Mechanismus wird gerne übersehen; die meisten Menschen denken bei der Körperkühlung vor allem an den Schweiß (dessen Produktion allerdings auch wieder von einer Mehrdurchblutung der Haut abhängt).

● Immunabwehr

Der Körper ist fortwährend durch Fremdstoffe und infektiöse Mikroben aus der Umwelt (Bakterien, Viren, Pilze und andere Einzeller) bedroht und braucht daher ein Abwehrsystem, das ihn dagegen immun macht. Zentraler Sitz des Immunsystems ist das Blut – und eine zentrale Rolle in seiner Steuerung spielt die Blutgruppe. Sie ist maßgeblich am Entscheidungsprozeß der Immunabwehr beteiligt, ob ein im Körper befindlicher Stoff als Feind oder als Freund klassifiziert wird. Wie dies im einzelnen vonstatten geht, wird im nächsten Kapitel besprochen.

3. Die Blutgruppen:
Grundlagen des Überlebens

• •

Die Antigen-Antikörper-Reaktion

Um das System der Blutgruppen zu begreifen, muß man sich vorher ein Bild der sogenannten Antigen-Antikörper-Reaktion machen:

Ausgangspunkt dieser Reaktion ist, daß ein Fremdkörper in unseren Organismus eindringt. Dieser Fremdkörper trägt an seiner Oberfläche ein Antigen. Unter Antigen versteht man jede chemische Verbindung, die das Immunsystem dazu veranlaßt, einen Antikörper zu produzieren, mit dem der Träger des Antigens attackiert wird. Prinzipiell kann alles Leben Träger eines Antigens sein, also neben Bakterien, Viren und Pilzen auch die Körperzellen von anderen Lebewesen.

Das Antigen veranlaßt also unser Immunsystem zur Aktivierung von Antikörpern, die sich dann auch gleich pflichtgemäß über die Eindringlinge hermachen und sie an die chemische Kette legen: Antigene und Antikörper verklumpen zu Immunkomplexen, die von den anderen Einheiten des Immunsystems leichter identifiziert und beseitigt werden können. Das ist eine biologisch durchaus sinnvolle Einrichtung, die jedoch zwei Haken hat: daß sie nämlich einerseits durchaus zu täuschen ist und andererseits manchmal über das gesundheitlich wünschenswerte Maß hinausschießt.

Für unseren Zusammenhang ist interessant, daß auch die roten Blutkörperchen antigene Eigenschaften besitzen, das heißt also, daß auch sie imstande sind, bei bestimmten Menschen Antikörper in Aktion treten zu lassen. Je nachdem, bei welchen Menschen sie Antikörperreaktionen auslösen, werden ihre Antigene in bestimmte Blutgruppen einklassifiziert. So wirkt Blut der Gruppe B als Antigen für Blut der Gruppe A, das also auf Spenden der Blutgruppe B mit Antikörpern reagiert. Dadurch werden Verklumpungen im Blut ausgelöst, welche sehr problematisch sind und sogar zum Tod führen können.

Ebenfalls wichtig für unsere Belange ist die Tatsache, daß einige Bakterien und auch Nahrungsstoffe ähnliche Antigene wie die einzelnen Blutgruppen aufweisen können. Das kann erhebliche Konsequenzen für den Körper haben. Wenn nämlich beispielsweise das Antigen eines Bakteriums dem Antigen unserer eigenen Blutgruppe ähnlich ist, so schlüpft es leichter durch die Maschen unseres Immunsystems, was natürlich den Krankheitsverlauf verschlimmern wird. Andererseits kann es auch zu problematischen Überreaktionen des Immunsystems kommen, dann nämlich, wenn unser Organismus durch Heerscharen von Milcheiweißen überschwemmt wird, die unsere Immunabwehr an feindliche Blutgruppen-Antigene erinnern. Und einige Nahrungsstoffe, die sogenannten Lektine, gehen sogar soweit, daß sie im menschlichen Körper – sofern sie die passende Blutgruppe als Antigen für sich finden – quasi als Antikörper fungieren und dort entsprechende Verklumpungen auslösen können. Davon wird später noch ausführlich die Rede sein.

Die vier Blutgruppen

Die Entdeckung der Blutgruppen und ihrer Bedeutung für das menschliche Leben geht auf den österreichischen Mediziner Karl Landsteiner zurück. Er wurde 1868 in Wien geboren, promovierte 1891 zum Dr. med., um dann an der Wiener Medizinischen Universitätsklinik als Forscher zu arbeiten. Er wechselte schließlich zum pathologischen Institut, wo er besonders fleißig war – im Lauf seiner zehnjährigen Tätigkeit soll er dort 3639 Leichenöffnungen vorgenommen haben!

Von grundlegender Bedeutung ist seine Arbeit »Über die Agglutinationserscheinungen normaler menschlicher Blute«, die im Jahre 1901 in der Wiener Klinischen Wochenzeitschrift erschien. Darin berichtete Landsteiner von seiner Entdeckung, daß die Menschen über verschiedene Blutgruppen verfügten, die sich dadurch auszeichneten, daß sie gegenüber bestimmten anderen Blutgruppen Antikörper produzierten, die schließlich zu Abstoßungen und Verklumpungen führten. Diese sensationelle Entdeckung lieferte endlich eine Erklärung dafür, daß Bluttransfusionen so oft schiefgingen. Dieses Phänomen war bis dahin für die Wissenschaftler völlig rätselhaft gewesen; sie hatten immer wieder ratlos zusehen müssen, wie Patienten an Blutübertragungen zugrunde gingen.

Landsteiner postulierte vier Blutgruppen, die als AB0-System bis heute Bestand haben:

A; B; AB; 0.

So wird die Blutgruppe festgestellt

Zur Bestimmung der Blutgruppen bringt man auf einen Glasobjektträger jeweils einen Tropfen A-Serum (enthält Antikörper gegen Blutgruppe B) und einen Tropfen B-Serum (enthält Antikörper gegen Blutgruppe A). Dann setzt man beiden Stellen ein Tröpfchen des zu untersuchenden Blutes hinzu, anschließend wird der Objektträger hin und her geschaukelt, um das Blut und die Testseren gut miteinander zu vermischen. Je nach Blutgruppe des zu testenden Blutes wird es in den Tropfen zu Agglutinations- bzw. Verklumpungserscheinungen kommen, die dann eine einwandfreie Einklassifizierung zulassen.

Eine Alternative zu diesem klassischen Testverfahren ist die sogenannte Eldon-Karte. Das Prinzip bleibt dasselbe, allerdings werden anstatt flüssiger Testseren solche in getrockneter Form verwendet, die dann mit destilliertem Wasser gelöst werden.

In der Praxis erfährt man am einfachsten seine Blutgruppe, indem man sich zu einer Blutspende (die betreffenden Organisationen werben in den Tageszeitungen) entschließt. Hier muß bei Unkenntnis der Blutgruppe zu Beginn grundsätzlich ein Blutgruppentest vorgenommen werden.

Die zueinander passenden Blutgruppen

Dank Landsteiner wissen wir heute auch, welche Blutgruppen von anderen als Freund und welche als Feind erkannt werden:

- Blut der Gruppe A enthält Antikörper, die genau auf das Blut der Gruppe B zugeschnitten sind. Das bedeutet konkret: *Menschen mit Blutgruppe A dürfen keine Blutspende der Gruppe B erhalten.*
- Blut der Gruppe B enthält Antikörper, die genau auf das Blut der Gruppe A zugeschnitten sind. Das bedeutet konkret: *Menschen mit Blutgruppe B dürfen keine Blutspende der Gruppe A erhalten.*
- Blut der Gruppe AB enthält keinerlei Antikörper gegen irgendeine Blutgruppe. Das bedeutet konkret: *Menschen mit Blutgruppe AB können alle Blutgruppen empfangen, sie besitzen das ideale Empfängerblut.* Auf der anderen Seite enthält AB Antigene von A und auch Antigene von B, die wie-

derum die zu ihnen passenden Antikörper in der A- und B-Gruppe aktivieren. Und das heißt: Wenn Menschen mit A- oder B-Blut eine AB-Spende erhalten, so werden sofort ihre Antikörper aktiv, um sich auf das Spenderblut zu stürzen. Mit anderen Worten: *Blut der Gruppe AB ist weitgehend ungeeignet als Spenderblut, es kann lediglich Menschen gegeben werden, die selbst AB-Blut in ihren Adern haben.*

- Blutgruppe 0 ist das umgedrehte Pendant zu AB. Es enthält Antikörper sowohl gegen A als auch gegen B. Sein Blut ist also überaus aggressiv, Spenden mit A-, B- oder AB-Blut werden sofort mit massiven Antikörpereinsätzen beantwortet. Dafür besitzt Blutgruppe 0 wenigstens keine A- und B-Antigene, so daß es seinerseits nicht damit rechnen muß, von den A- und B-Antikörpern der anderen Blutgruppen attackiert zu werden. Das bedeutet also: *Blutgruppe 0 ist als Spenderblut geradezu ideal, als Empfängerblut ist es jedoch weitgehend untauglich; Menschen mit Blutgruppe 0 dürfen lediglich Blut der Gruppe 0 erhalten.*

Die Häufigkeit der Blutgruppen

Die Häufigkeit der Blutgruppen ist, was ihre Verteilung in der Welt angeht, sehr unterschiedlich. Allein dieser Umstand gilt für viele Wissenschaftler als deutlicher Hinweis darauf, daß Blutgruppen nicht nur ein Erkennungsmerkmal des Immunsystems sind, sondern darüber hinaus auch in starkem Maße mit den Lebensgewohnheiten und der Entwicklungsgeschichte der Menschen zusammenhängen.

In Deutschland sieht die Verteilung folgendermaßen aus:

Blutgruppe A	43,5 %
Blutgruppe B	12,5 %
Blutgruppe AB	4,9 %
Blutgruppe 0	39,1 %.

Die Blutgruppen 0 und A dominieren hierzulande also deutlich, während das »universelle Empfängerblut AB« eher einen Außenseiterstatus besitzt.

In anderen Ländern und Kontinenten ist es um die Verteilung hingegen ganz anders bestellt.

• Arabien

In Arabien kommen die drei Blutgruppen A, B und 0 auf recht ähnliche Werte, sie schwanken alle um die 30-Prozent-Marke. Nur die Blutgruppe AB spielt mit 6,2 % – wie in den meisten Ländern – eine Außenseiterrolle.

• Australien, Urbevölkerung

Die Aborigines zeigen eine überaus interessante Blutgruppenverteilung. Die Blutgruppe 0 erreicht bei ihnen einen Prozentwert von 53,2, gefolgt von Blutgruppe A mit 44,7 %. Blutgruppe B ist mit 2,1 % ein Außenseiter, und AB existiert bei ihnen überhaupt nicht!

• China

Dort dominiert mit über 45,5 % die Blutgruppe 0, während Blutgruppe A, die ja in Deutschland am häufigsten vertreten ist, gerade mal auf etwas mehr als 20 % kommt. Dafür ist Blutgruppe B mit 25 % überdurchschnittlich stark repräsentiert.

• Grönland, Eskimos

Die Eskimos Grönlands essen bekanntermaßen sehr viel fettes Fleisch. Deswegen nimmt es nicht wunder, daß bei ihnen über 54 % aller Menschen die »Jäger-Blutgruppe« 0 besitzen. Die Blutgruppen B und AB kommen nicht einmal auf 5 %.

• Hawaii

Auf der Südseeinsel hat sich im Laufe der Jahrtausende ein Blutgruppenprofil entwickelt, das sich deutlich von den Werten in Europa und Amerika unterscheidet. 60,5 % aller Hawaiianer haben Blutgruppe A, Blutgruppe 0 bringt es immerhin auf 36,5 %. Die beiden anderen Blutgruppen kommen nur ausnahmsweise vor; Blutgruppe AB übersteigt noch nicht einmal die Ein-Prozent-Marke.

● Korea
In Korea ist der Anteil an Blutgruppe B überdurchschnittlich hoch. Fast 31 % aller Koreaner weisen diesen Bluttypus auf, den man aufgrund seiner Fähigkeit, mit geringem Nahrungsangebot zurechtzukommen, auch als »Asketen-Antigen« bezeichnen kann. Nicht von ungefähr ist Korea bis heute eine Hochburg des asketischen Zen-Buddhismus.

● Japan
In Japan dominiert mit 38,2 % Blutgruppe A. Blutgruppe 0 kommt auf 30,5, Blutgruppe B auf fast 22, während der AB-Typus knapp unter der Zehn-Prozent-Marke bleibt. Insgesamt ist jedoch zu sagen, daß die Blutgruppen in Japan – im Unterschied zu den meisten anderen Ländern – relativ ausgewogen verteilt sind.

● Juden
Aus entwicklungsgeschichtlichen Gründen findet man bei Juden einen hohen Anteil von Menschen mit Blutgruppe B. Je nach Heimatland ist der B-Anteil zwar unterschiedlich hoch, er liegt jedoch meistens über der 20-Prozent-Marke. Das Problem dabei: Blutgruppe B reagiert relativ schlecht auf die Lektine von Huhn, Buchweizen, Bohnen und Mais – und gerade diese Nahrungsmittel spielen in der Ernährung orthodoxer Juden eine große Rolle!

- Schweiz

Obwohl in unmittelbarer Nähe zu Deutschland, zeigt die Schweiz doch ein deutlich anderes Blutgruppenprofil. Signifikant höher ist der A-Wert mit 49 %, und auch der 0-Wert liegt über 40 %. Bei den Schweizern dominieren also jene Blutgruppen, die entwicklungsgeschichtlich am ältesten sind.

- Südamerika; Indianer

Die Indianer Südamerikas geben neben den Aborigines Australiens und den ungarischen Zigeunern den wohl deutlichsten Hinweis darauf, wie die Bluttypen mit der Herkunft einer Volksgruppe und ihren Lebensbedingungen zusammenhängen. So existiert bei den Indianers Brasiliens und Perus nur eine einzige Blutgruppe, nämlich die vom Typus 0. Und auch die berühmten Mayas zeigen mit 97,7 eine deutliche 0-Dominanz; die anderen Blutgruppen kommen zum Teil noch nicht einmal über die Ein-Prozent-Marke.

- Tataren

Die Tataren sind Nachfahren der Mongolen, die das Blutgruppen-Antigen B vom Himalaya aus in die Welt verteilt haben. Daher besitzen sie auch heute noch mit fast 39 % den höchsten B-Anteil überhaupt. Interessanterweise ist bei ihnen auch die Mischgruppe AB mit 13,4 % ungewöhnlich hoch.

- Ungarn

Ähnlich wie die Tataren sind auch die ungarischen Zigeuner Nachfahren der Nomaden, die aus Asien zu uns nach Europa kamen. Entsprechend hoch ist ihr Anteil an »Nomadenblut« vom Typus B, er liegt bei 35 %. Ganz anders bei der sonstigen ungarischen Bevölkerung, deren B-Anteil gerade einmal auf 15 % kommt. Bei ihr dominiert mit 43,3 % die Blutgruppe A.

● USA

Dort herrschen in der weißen Bevölkerung mit 45 % und 41 % die Blutgruppen 0 und A vor. Die beiden anderen Blutgruppen kommen jeweils noch nicht einmal auf 10 %.

Der Rhesus-Faktor

Der Rhesusfaktor scheint mittlerweile bekannter zu sein als das ABO-Blutgruppensystem; jedenfalls fragen weit mehr Patienten danach, ob sie »positiv« oder »negativ« sind, als danach, zu welcher Blutgruppe sie gehören.

Beim Rhesussystem handelt es sich um eine zusätzliche Form der Blutgruppenbestimmung, die nichts mit dem ABO-System zu tun hat. Der Name kommt daher, daß es im Labor an Rhesusaffen entdeckt wurde. Wenn ein Mensch rh-positiv ist, dann bedeutet das, daß er ein bestimmtes Antigen – das rh-Antigen – in seinem Blut hat, auf das rh-negative Menschen nach einer Sensibilisierungszeit mit massiven Antikörperreaktionen antworten. Es heißt also nicht, daß er ein »Affenmerkmal« in sich trägt.

Für die Blutgruppendiät ist der Rhesusfaktor von eher geringer Bedeutung, einige Beobachtungen scheinen allerdings darauf hinzuweisen, daß bei rh-positiven Menschen die Merkmale einer bestimmten ABO-Blutgruppe besonders stark ausgeprägt sind.

Von weitaus größerer Bedeutung ist der Rhesus-Faktor für die Schwangerschaft, da die Rhesus-Antikörper – im Unterschied zu den A- und B-Antikörpern – plazentagängig sind, und rh-negative Mütter daher mit Abstoßungen und Verklumpungen auf das Blut ihrer rh-positiven Kinder reagieren können.

Glücklicherweise sind bei der ersten Geburt eines rh-positiven Kindes keinerlei Komplikationen zu befürchten, da die Mutter ihre rh-Antikörper – im Unterschied zu den AB-Antikörpern, die seit frühester Kindheit festgelegt sind – gegen das Babyblut erst noch bilden muß. Diese Produktion beginnt jedoch erst, wenn Blutkörperchen aus dem Kreislauf des Kindes in ihren eigenen Blutkreislauf gelangen, und das ist erst während der Wehen der Fall. Die dann noch verbleibende Zeit bis zur Geburt ist zu gering, als daß die Antikörperproduktion der Mutter bis dahin richtig in Gang kommen könnte. Bei den folgenden Geburten kann es jedoch zu großen Komplikationen kommen, da die Mutter dann bereits hinreichend rhesus-sensibilisiert ist und auf das Babyblut mit massivem Antikörpereinsatz reagiert, der spätestens beim dritten rh-positiven Baby zu einer Fehlgeburt, mitunter auch zum Tod der Mutter führt.

Ein weiteres Glück ist, daß nur jene Frauen mit ihren rh-positiven Babys Probleme bekommen können, die selbst rh-negativ sind, und deren Anzahl beträgt weltweit bei der weißen Bevölkerung gerade 15 %. Die anderen 85 % haben also nichts zu befürchten (bei der schwarzen Bevölkerung liegt die Rh-positiv-Rate bei 95 %, bei der orientalischen sogar bei 99 %!). Darüber hinaus kennt die Medizin mittlerweile Methoden, die Rhesus-Sensibilisierung einer Mutter bereits im Vorfeld zu verhindern.

4. Die Entwicklungsgeschichte der Blutgruppen

•••••••••••••••••••••••

Uralte Merkmale

Die Blutgruppen sind beim Menschen ein Merkmal, das sich bis in seine frühe Entwicklungsgeschichte zurückverfolgen läßt. Beweis dafür ist, daß die AB0-Merkmale auch bei Menschenaffen festgestellt wurden. So besitzen Schimpansen in ihrem Erbgut die Baupläne für die Antigene A und 0, Orang-Utans und Gibbons für die Antigene A und B, und bei Gorillas findet man zumindest Gene für Blutgruppe B.

Blutgruppen als positive Mutationen

Als gesichert gilt, daß die Blutgruppen aus sogenannten Mutationen entstanden sind. Darunter versteht man spontane Veränderungen im Erbgut, die auf die Leistungsfähigkeit des jeweiligen Lebewesens und seiner Artgenossen entscheidende Auswirkungen haben: positive Mutationen erhöhen die Chancen zum Überleben, negative hingegen verringern sie, und das nicht nur für das aktuell mutierte Lebewesen, sondern auch für alle seine Nachkommen, die ja von ihm das mutierte Merkmal weitergereicht bekommen. Die Mutation spielt daher eine wichtige Rolle bei der evolutionären Selektion, also bei der Auswahl, welche Pflanzen- und Tierarten im Kampf ums Dasein überleben. Seit Darwin wird dieser Mechanismus als »survival of the fittest« (Überleben des Stärksten bzw. dessen, der an die natürlichen Gegebenheiten am besten angepaßt ist) bezeichnet.

Ein Beispiel soll den Mechanismus der Mutation und der aus ihr resultierenden Auslese verdeutlichen. Angenommen, wir haben eine Tierart X, die ganz bestimmte Kräuter als Nahrung bevorzugt. Aus irdendeinem Grund wachsen diese Kräuter jedoch immer seltener, so daß ihr Angebot nicht mehr reicht, um alle Exemplare der Tierart X zu versorgen. Die betreffenden Kräuter wachsen allerdings noch in anderen Regionen, und zwar hoch oben in den Bergen, doch dort kommt die Tierart X nicht hin, weil sie zu schwer und zu behäbig für Klettertouren ist. Doch werden von der Tierart X immer noch Nachkommen gezeugt, und diese Nachkommen erleiden immer wieder Veränderungen im Erbgut, nämlich jene bereits erwähnten Mutationen. Da kommen etwa Tiere auf die Welt, die nur stummelige Beine haben – die haben keine Chance, bei den erschwerten Bedingungen der Futtersuche zu überleben und sich zu vermehren, und so werden sie einfach aussterben. Ähnliches gilt auch für Tiere, die etwa keinen Pelz mehr haben oder ihr Augenlicht verlieren.

Doch dann kommt einmal eine Mutation auf die Welt, die leicht und trotzdem kräftig ist, die lange Beine hat und eine gute Lunge, die also absolut berg- und klettertauglich ist. Die hat bei den veränderten Lebensbedingungen nun die besten Chancen, denn sie hat ja keine Probleme, in die Berge zu steigen und sich dort an den fetten Weidegründen satt zu fressen. Und dort wird sie sich auch paaren und dementsprechend vermehren, ganz im Unterschied zu ihren Artgenossen im Flachland, deren Nahrungsangebot immer weiter zurückgeht und die daher zum Aussterben verurteilt sind.

Das Prinzip der Mutation und der Mutationsauslese funktioniert mithin nach folgendem Muster: Am Anfang stehen bestimmte Veränderungen der Lebensbedingungen, die von den in ihnen lebenden Wesen hohe Anpassungsleistungen erfordern. Und diese Lebewesen verändern sich auch, und zwar durch die Mutation. Doch Mutationen sind grundsätzlich ohne Ziel, sie arbeiten nach dem reinen Zufallsprinzip, und das macht sie so grausam: Es werden nämlich nur jene Tiere überleben, die so mutiert sind, wie es den neuen Lebensbedingungen entspricht. Die anderen hingegen – jene also, die gar nicht oder aber in die falsche Richtung mutieren – werden zugrunde gehen.

Man darf freilich bei dieser eher kurz anmutenden Geschichte nicht vergessen, daß wir hier von mehreren tausend Jahren reden. Die Änderung der Lebensumstände erfolgt in der Evolution meistens nicht über Nacht, und das gilt erst recht für die Mutation und die entsprechende Auslese der überlebenstüchtigen Tiere. Und wenn tatsächlich einmal eine spontane Änderung der Lebensumstände stattfindet – beispielsweise in Form eines Vulkanausbruchs –, dann gibt es normalerweise nur ein Massensterben und kein »survival of the fittest«. Denn die Zeit ist dann für höher entwickelte Lebewesen zu kurz, als daß sie sich durch Mutationen und Auslese anpassen könnten. Derartige Ereignisse bedeuten dann oftmals das Ende von ganzen Tierarten – man denke nur an die Dinosaurier, die wahrscheinlich an irgendeiner Umweltkatastrophe zugrunde gegangen sind, auf die sie nicht schnell genug reagieren konnten.

Für uns ist wichtig, daß die Entwicklungsgeschichte der menschlichen Blutgruppen genau nach dem geschilderten Muster von Mutation und Auslese verlaufen ist. Auch sie sind das Resultat von Mutationen, und die Tatsache, daß sie immer noch existieren, spricht dafür, daß es sich um positive Mutationen handelt, die den Menschen an bestimmte Lebensumstände anpaßten. Das bedeutet, daß sie auch heute noch für unsere Gesundheit von Bedeutung sein können – vorausgesetzt allerdings, daß wir für unsere Blutgruppe das passende Leben führen.

Die Blutgruppen im Wandel der Menschheitsgeschichte

Die Geschichte der Menschen ist – zumindest in ihren Anfängen – wesentlich durch die Suche nach den richtigen Nahrungsmitteln bestimmt. Der Mensch in seinen Ursprüngen war immer ein Wanderer, der den jagdbaren Tieren folgte und eßbare Pflanzen und Wurzeln suchte. Doch er war auch ein Lebewesen, das durchaus seinen Speisezettel wechseln konnte, wenn es nötig war – ein Umstand, der ihn von den meisten Tieren unterschied und sicherlich auch dazu beitrug, ihm eine dominante Rolle im biologischen Kosmos zu verschaffen. So wechselte er vom umherziehenden Jäger zum seßhaften Bauern, so lernte er, daß man nicht nur das Fleisch der Tiere, sondern zum Teil auch deren Milch und Eier verzehren konnte, und er zeigte sich generell als Meister in der Verfeinerung von Nahrungsmitteln, sei es, daß er sie wie Wein, Bier und Kefir gären ließ, oder aber die Speisen durch Gewürze bekömmlicher machte.

Beim Wechsel der Nahrungsmittel war jedoch der Körper des Menschen und auch seine Psyche gezwungen, sich umzustellen. Denn für den Verzehr von Fleisch braucht man ein anderes Immun- und Verdauungssystem als für Gemüse und Obst. Ganz zu schweigen davon, daß sich mit der Umstellung der Ernährung ja auch die Lebensweise des Menschen grundlegend änderte. Denn der Jäger, der kilometerweit sein Wild zu Tode hetzte, war natürlich körperlich und psychisch ganz anders beansprucht als der Bauer, der zwar auch körperlich arbeitete, dessen Muskeln jedoch eher statisch belastet wurden und dessen Psyche weniger aufmerksam, dafür aber noch geduldiger sein mußte als die des Jägers.

Das Blut als Träger der wichtigsten Immuneinheiten und als Transporteur von Nährstoffen war bei einem Wechsel von Nahrung und Lebensumständen in besonderem Maße gefordert. Der Mensch als Gattung hätte beispielsweise die Umstellung vom Jäger zum Bauern nicht überlebt, wenn sich seine Blutgruppe nicht angepaßt hätte. Sehr wahrscheinlich ging es bei dieser Umstellung – wie es typisch ist für die Evolution – recht grausam zu. Jene Menschen, deren Blutgruppe in die richtige Richtung mutierte, überlebten und zeugten Nachkommen, die anderen jedoch, die nicht oder aber in die falsche Richtung mutierten, wurden kränklich in den Hintergrund gedrängt oder starben ganz aus.

Das eigentlich Grausame, aber auch Faszinierende jedoch ist, daß dieser Selektionsprozeß noch immer nicht abgeschlossen ist. So hat der amerikanische Mediziner Peter J. D'Adamo zahlreiche Hinweise darauf gefunden, daß die Blutgruppen auch heute noch darüber entscheiden, ob ein Mensch eher gesund oder aber eher kränkelnd durchs Leben kommt. Denn wer beispielsweise heute – ausgestattet mit der »Bauern-Blutgruppe« A – in der Ernährung auf Fleisch setzt, wird zwar nicht mehr aussterben, weil die Medizin ja erheblich mehr Mittel für ihn bereit hält als für unsere fernen Urahnen, doch er wird wesentlich häufiger und auch ernsthafter krank werden als bei einer überwiegend vegetarischen Lebensweise. Davon wird später noch ausführlich die Rede sein.

Blutgruppe 0: Das Fleischfresser- und Jägerantigen

Die Geschichte des Menschen beginnt vor etwas mehr als 40 000 Jahren in Afrika – und sie beginnt mit Blutgruppe 0, die auch heute noch in Afrika überdurchschnittlich häufig vertreten ist. Mit anderen Worten: der Mensch war am Beginn seiner Geschichte mit optimalem Spenderblut ausgerüstet. Das ist ein Paradox, denn Blutgruppe 0 ist ja dadurch gekennzeichnet, daß sie keine Antigene besitzt, wohl aber mit Antikörpern gegen die Blutgruppen vom Typ A und B ausgerüstet ist – und die gab es damals noch gar nicht! Das ist bereits ein deutlicher Hinweis darauf, daß die Rolle der Blutgruppen sich nicht darin erschöpft, den Menschen vor anderen Blutgruppen zu schützen.

Und tatsächlich: Der Typus 0 schien den damaligen Menschen vollkommen auszureichen, um sie mehr oder weniger gesund durchs Leben zu bringen. Dieses Leben bestand im wesentlichen aus Jagd, und dabei waren sie aufgrund ihrer Zähigkeit und ihrer Werkzeuge so erfolgreich, daß sie praktisch keine Konkurrenz aus dem Tierreich zu befürchten hatten. Klar, daß ihr Speiseplan in erster Linie aus Fleisch bestand. Und da bedarf es einer Blutgruppe, die nicht nur tierische Eiweiße zu verarbeiten hilft, sondern auch gegenüber einer ganzen Zahl von Erregern schützt. Und Blutgruppe 0 ist aufgrund ihrer Antikörper dafür offenbar optimal geeignet.

Wie gesagt, der Urmensch hatte vor 40 000 Jahren bei der Jagd eine beherrschende Stellung. Er schöpfte aus dem vollen, doch dieses Glück sollte nicht lange währen. Aufgrund seiner großen Jagderfolge und seiner guten Ernährung stieg natürlich auch die Vermehrungsrate, und in den Jagdrevieren wurde es allmählich eng. Es kam zu Kämpfen, die Stärkeren behaupteten ihr Terrain, und die Schwächeren mußten sich auf die Reise begeben: die Zeit der großen Wanderungen war gekommen.

Von Afrika aus begannen sich die Menschen etwa 30 000 Jahre vor unserer Zeitrechung in die ganze Welt zu verteilen, immer auf der Suche nach Fleisch. Dabei führten ihre Wege vor allem in Richtung Norden, weil sich auf der Erde eine Klimaänderung abzeichnete. Auf diese Weise wurde die Blutgruppe 0 zunächst überall auf der Welt verteilt, doch das Ende ihrer Alleinherrschaft war gekommen. Denn mit den Wanderungen änderten sich auch die Lebensbedingungen der wandernden Menschen. Große Herden wie in Afrika waren in den anderen

Kontinenten eher selten, und so entwickelte sich der Mensch vom klassischen Jäger allmählich zum Allesesser, der sich von Raupen, Maden, Beeren, Nüssen, Wurzeln und Kleintieren ernährte. Und diejenigen, die sich an den Küsten niederließen, spezialisierten sich auf Fisch. Hier war dann die Blutgruppe 0 nicht mehr optimal, denn gerade die Eiweiße aus Nüssen und Fisch stellen andere Anforderungen an das Immun- und Verdauungssystem als der Verzehr von Fleisch.

Blutgruppe A: das Bauernantigen

Eine der Antworten des Körpers auf die sich ändernden Lebensbedingungen war die Blutgruppe A. Sie entwickelte sich wahrscheinlich vor über 20000 Jahren, als sich der Mensch mehr und mehr von seinem aufregenden Jägerdasein verabschiedete und zum eher geselligen Bauern und Viehzüchter wurde. Die neue Blutgruppe mußte diesen Veränderungen Rechnung tragen, und in der Tat präsentiert sich Blutgruppe A als ein Medium, das pflanzliche Erzeugnisse – vor allem Getreideprodukte – wesentlich besser verarbeiten hilft als die Ursprungsblutgruppe 0. Und selbst auf die sich ergebenden Veränderungen der sozialen Verhältnisse reagiert die Blutgruppe A flexibler. Denn typisch für den Wechsel vom Jäger zum Bauern ist ja die Tatsache, daß die Menschen fortan in größeren, stabilen Gemeinschaften zusammenlebten, und das zum Teil auf sehr engem Raum. Hier lauern natürlich weitaus größere Infektionsgefahren als beim Jäger, der ja allein oder in kleinen Gruppen auf die Jagd ging. Seine Blutgruppe 0 ist bei einem intensiven Keimbeschuß schnell überfordert, nicht aber die Blutgruppe A des Bauern und Siedlers, die ausgesprochen widerstandsfähig ist. So zeigen auch heute noch Menschen mit Blutgruppe A eine überdurchschnittliche Abwehrkraft gegenüber Infektionen; unter denjenigen Menschen, die Pest- oder Choleraepidemien überstanden, hatten bemerkenswert viele Blutgruppe A! Allerdings sind Menschen mit Blutgruppe A anfälliger gegenüber Pokken. Der Grund dafür liegt darin, daß die Pockenerreger ähnliche Strukturen wie das Antigen von Blutgruppe A aufweisen und daher von dessen Immunabwehr als »Freund« eingeschätzt und nicht attackiert werden.

Blutgruppe B: das Himalaya-Antigen

Blutgruppe B entwickelte sich vor etwa 10 000 bis 15 000 Jahren in den Höhen des Himalaya. Die dortigen Klimaverhältnisse stellten natürlich an den Organismus enorme Anpassungsanforderungen, und deshalb ist es als ein außergewöhnlicher Glücksfall zu betrachten, daß sich Blutgruppe B überhaupt entwickeln konnte. Denn den Menschen von damals blieb sicherlich nicht viel Zeit, in die richtige Richtung zu mutieren, die Bedingungen im Himalaya waren zu hart, als daß man dort über mehrere Generationen hinweg hätte leben können, ohne sich biologisch anzupassen.

Es ist folgerichtig, daß Blutgruppe B den Menschen in erster Linie »hart« macht, damit er auch unter bescheidenen Lebensverhältnissen existieren kann. Blutgruppe B zeichnet sich vor allem durch ihr exzellentes Immunsystem aus, das sich besonders bei Erkältungen bewährt, die in Zusammenhang mit Kältereizen stehen. Dementsprechend zeigen noch heute Menschen mit Blutgruppe B eine bemerkenswerte Widerstandskraft gegenüber Erkältungen.

Zu den weiteren Merkmalen der B-Typen zählt, daß ihr Verdauungssystem überaus robust ist, sie andererseits aber auch dazu neigen, die Energien aus der Nahrung abzuspeichern. Dieser Mechanismus war in den Gründerzeiten der Blutgruppe sicherlich wertvoll, galt es doch, in Gebieten mit unregelmäßigem Nahrungsangebot zu überleben, und das nicht nur im Himalaya. Auch die Nachfahren der Himalaya-B-Typen – die Mongolen und andere Nomadenvölker – durften nie mit regelmäßiger Nahrungszufuhr rechnen und mußten daher immer etwas Reservespeck auf den Rippen tragen. Wer jedoch heute in einem Wohlstandsland mit Blutgruppe B ausgerüstet ist, hat mit diesem ausgesprochenen Dickmacher-Gen natürlich ein Problem, weil es so manche gut gemeinte Diätbemühung zu unterlaufen vermag.

Blutgruppe AB:

Als letzte von allen entwickelte sich die Gruppe AB. Sie entstand, als sich die A-lastigen Kaukasier mit den B-lastigen Mongolennomaden vermischten, also vor etwa 1000 Jahren. Klar, daß diese junge Blutgruppe heute in der Regel ein Außenseiterdasein fristet.

Blutgruppe AB ist weniger das Resultat von Anpassungen an die Umwelt, als vielmehr das Ergebnis einer Vermischung von A und B. Ihre besonderen Eigenschaften lassen sich also nicht aus den Lebensbedingungen ableiten, sondern aus der Mischung der beiden Antigene A und B. Und diese Mischung bedeutet in erster Linie, daß Menschen vom Typ AB – da sie keinerlei A- und B-Antikörper besitzen – gegenüber Autoimmunkrankheiten wie Arthritis, Morbus Crohn und Allergien in besonderem Maße geschützt sind. Mit anderen Worten, ihr Immunsystem tendiert weniger als bei anderen Menschen dazu, sich über Teile des eigenen Körpers herzumachen. Das hat allerdings auch den Nachteil, daß ihr Immunsystem dazu neigt, sich bei Krebszellen, die ja entartete Zellen des eigenen Körpers sind, ebenfalls ruhig zu verhalten. Menschen mit Blutgruppe AB sind also mehr als andere krebsgefährdet.

Auch im Hinblick auf die Ernährung zeigt sich AB als echte

Mischung von A und B. Das bedeutet, daß Menschen vom Typ AB sehr wohl jene Nahrungsmittel essen können, die jeweils auch von A und B vertragen werden; das bedeutet aber auch, daß sie *reduzieren* sollten, was von diesen beiden Solo-Blutgruppen eher schlecht vertragen wird.

5. Die Blutgruppen und ihre Bedeutung für unsere Gesundheit

•••••••••••••••••••••••

Entwicklungsgeschichte und Gesundheit in der Gegenwart

Das vorherige Kapitel hat gezeigt, daß die einzelnen Blutgruppen zu ganz bestimmten Zeiten der Menschheitsgeschichte entstanden sind. Diese Zeiten waren durch einen Wechsel der Lebensumstände gekennzeichnet, das heißt, der Mensch war gezwungen, sich auf neue Lebensbedingungen umzustellen. Diese Umstellungen betrafen in erster Linie seine Ernährung, aber indirekt auch andere Faktoren. Denn ein Jäger ißt nicht nur anders, er wohnt, liebt, denkt und fühlt auch anders als ein Bauer oder ein Nomade.

Die Entstehung der Blutgruppen ging also Hand in Hand mit einer umfassenden Umstellung der Lebensbedingungen, sie versetzten den Menschen in die Lage, in einer neu entstandenen Lebenssituation besser zurechtzukommen. Daß aber die Blutgruppen bis heute noch existieren, bedeutet, daß es auch heute noch Lebensumstände gibt, die für sie mehr oder aber weniger geeignet sind. Mit anderen Worten, als biologisches Merkmal, das tief in unserer Geschichte verwurzelt ist und sensibel auf die Lebensbedingungen reagiert, entscheiden die Blutgruppen auch heute noch über unsere Gesundheit und unser Wohlbefinden. Ein Mensch lebt um so gesünder, je mehr er sein Leben nach den Umständen ausrichtet, die zu jenen Zeiten bestanden, als sich seine Blutgruppe entwickelte.

Und er gefährdet seine Gesundheit um so mehr, je weniger er sich nach diesen Umständen richtet.

Blutgruppen und Ernährung

Insofern die Blutgruppen entstanden sind, als der Mensch seinen Speiseplan änderte, stellt die Ernährung auch heute einen Schwerpunkt dar, wenn es um den Zusammenhang von Bluttypen und Gesundheit geht. Und dieser Zusammenhang spielt sich vor allem auf drei Ebenen ab:

- Einige Lebensmittelproteine besitzen Profile, die dem Antigen einer bestimmten Blutgruppe derart ähnlich sind, daß sie in unserem Körper auch ähnliche Antikörper-Reaktionen auslösen. So besitzt zum Beispiel Milcheiweiß ähnliche Eigenschaften wie das Antigen von Blutgruppe B. Das bedeutet, daß Menschen mit Blutgruppe A auf den Genuß von unfermentierten Milchprodukten (Milch, Quark, Käse) mit ähnlichen Verklumpungen und Abstoßungsreaktionen antworten wie bei einer Übertragung von Blut der Gruppe B.

- Die Nahrungsmittel enthalten Substanzen (meistens Eiweiße bzw. Proteine), die mit den Antigenen unseres Körpers in Verbindung treten und dort gesundheitsschädliche Agglutinationen (Verklumpungen) auslösen. Diese Stoffe werden als Lektine bezeichnet. Das Faszinierende an ihnen ist, daß viele von ihnen blutgruppenspezifisch aktiv werden; mit anderen Worten, sie attackieren nicht wahllos jeden Organismus gleich, sondern die einzelnen Lektine besitzen ganz gezielte »Vorlieben« für bestimmte Blutgruppen-Antigene. So attackieren Lektine aus Schweinefleisch vorzugsweise Körperzellen von Menschen mit Blutgruppe 0 und Lektine der Mayonnaise vorzugsweise Körperzellen von Menschen mit Blutgruppe A.

Aufgrund ihrer Präferenz für bestimmte Antigene arbeiten Lektine ähnlich wie die bereits erwähnten Antikörper unseres Immunsystems, die ja auch nur dann aktiv werden, wenn sie das passende Antigen für sich gefunden haben. Der Unterschied allerdings besteht in der Art und Weise, wie sie ihre Verklumpungen bzw. Agglutinationen herbeiführen. Während die Antikörper einzelne Antigen-Träger zusammenketten, ketten die Lektine die Antigen-Träger an sich selbst.

Die durch Lektine hervorgerufenen Agglutinationen können die Gesundheit zum Teil schwer beeinträchtigen. So verstärken sie Fäulnisprozesse in unserem Darm, die sich harmlos in Verdauungsstörungen wie etwa Blähungen äußern können, längerfristig aber auch das Krebsrisiko im Verdauungstrakt erhöhen. Der Grad der aktuellen Darmfäulnis läßt sich übrigens mit dem sogenannten Indikan-Test ermitteln, den man in der Apotheke erhält.

Zu den weiteren möglichen Wirkungen von Nahrungslektinen zählen Blutverklumpungen, die das Risiko von Gefäßverschlüssen (z.B. Schlaganfall und Herzinfarkt) erhöhen. Darüber hinaus wirken manche Lektine als Mitogene, das heißt, daß sie die Anzahl der weißen Blutkörperchen in unserm Blut auf ungesunde Spitzenwerte hochschrauben. Einige Wissenschaftler vermuten außerdem, daß Lektine die Entstehung von Leberzirrhose begünstigen.

- Wenn ein Mensch bestimmte Nahrungsmittel bevorzugt, so muß er auch spezifische Dinge tun, um an diese Nahrungsmittel zu kommen. So ging der urzeitliche Jäger einsam oder in kleinen Gruppen auf Jagd, um sein Wild zu stellen, so lebte der frühzeitliche Bauer stationär mit mehreren Menschen immer an demselben Ort, um seinen Ackerbau oder seine Viehzucht zu betreiben. Diese Tätigkeiten hatten enorme Wirkungen auf das soziale Leben und auf die Psyche der jeweiligen Menschen, sie hatten aber auch enorme Wirkungen auf die hygienischen Verhältnisse.

So war der mehr oder weniger einsame Jäger weniger gefährdet, sich bei seinen Mitmenschen mit einem krankheitsauslösenden Keim anzustecken, dafür bestand aber bei ihm ein größeres Risiko, sich mit Keimen aus dem von ihm erlegten Wild zu infizieren. Die Blutgruppe 0 als typisches Jäger-Antigen unterstützte ihn dabei, dieses spezifische Risiko heil zu überstehen – und sie ist auch heute noch für dieses Risikoprofil zuständig. So springen die 0-Antikörper besonders bei Bakterien an, die Fleisch infizieren können. Bei Infekten jedoch, die man sich beim Nachbarn holen kann, ist das Immunsystem von Blutgruppe 0 eher schlecht eingestellt.

Blutgruppen, Diät und Übergewicht

Dicke haben es nicht leicht in Deutschland. Nicht nur, daß sie allgemein als unästhetisch und nur bedingt berufstauglich gelten, sie sehen sich auch damit konfrontiert, durch ihre Krebs- und Infarktanfälligkeit an etwa 8 % der Behandlungskosten im Gesundheitswesen beteiligt zu sein. Doch das Schlimmste: sie sollen selbst schuld sein an ihrem Schicksal. Würden sie sich nur zusammenreißen und weniger essen, so der allgemeine Tenor, hätten sie auch keine Gewichtsprobleme mehr.

Doch diese These ist wohl wissenschaftlich nicht mehr aufrechtzuerhalten. Neuere Untersuchungen zeigen: Übergewicht ist nicht das Resultat von Willensschwäche, sondern die Hauptschuld tragen mit 70 Prozent ganz klar unsere Erbanlagen.

Allerdings sitzen die für das Übergewicht zuständigen Erbanlagen nicht auf einem einzigen Gen, sondern an mehreren Stellen unseres Erbguts. Eine nicht zu unterschätzende Rolle spielen dabei die Blutgruppen:

- Die Blutgruppen entstanden jeweils zu bestimmten Zeiten unserer Entwicklungsgeschichte, um die Menschen besser an veränderte Ernährungssituationen anzupassen. Sie sind also jeweils auf bestimmte Nahrungsmittel spezialisiert. Es gibt mithin Speisen, die von verschiedenen Menschen, je nach Blutgruppe, unterschiedlich vertragen werden – und das, was ein Mensch besser verträgt, wird auch vom übrigen Körper besser verwertet, während das, was er schlecht verträgt, vom Organismus schlechter verwertet und zum Teil als Depotfett abgelagert wird. Auf der anderen Seite können heftige Abstoßungsreaktionen der Antikörper im Blut – beispielsweise auf Milch oder Weizeneiweiße – zu starker Abmagerung führen.

- Die Blutgruppen stehen in engem Zusammenhang nicht nur mit der Ernährung, sondern auch mit der Lebensform und den körperlichen Leistungen, die ursprünglich notwendig waren, um die jeweilige Ernährung zu sichern. So ist zum Beispiel der Jäger muskulär anders ausgerüstet als der Bauer. Während sich beim jagenden Menschen mehr weiße Muskelfasern für schnelle Bewegungsabläufe finden, ist der Bauer eher mit roten Muskelfasern ausgerüstet, die für ausdauernde Leistungen zuständig sind. Der Energieverbrauch der roten Fasern ist jedoch – gleichgültig, ob in Bewegung oder in Ruhe – höher als bei den weißen Fasern. Das bedeutet, daß Menschen mit Blutgruppe 0 meistens mehr kalorienverbrennende Muskelfasern besitzen als die A-Typen und daher weniger Probleme haben, ihr Körpergewicht unter Kontrolle zu halten.

- Vor allem japanische Wissenschaftler erbrachten Hinweise darauf, daß sich die einzelnen Blutgruppen auch auf die Psyche niederschlagen (davon wird im nächsten Kapitel noch die Rede sein). Psychische Faktoren spielen natürlich auch bei der Gewichtskontrolle eine große Rolle, man denke nur an den Heißhunger auf Süßes oder an die Frustesser, die ihre seelischen Nöte mit Freßorgien zu betäuben suchen. Eine große Rolle spielt aber auch der kalorienverzehrende Bewegungsdrang, der ja wesentlich vom Temperament und Charakter des betreffenden Menschen abhängt.

Abschied vom Kalorienzählen: Setzen Sie lieber auf Stoffwechseltraining und Ihre Blutgruppe!

Viele Diäten ernennen irgendwelche Nahrungsbestandteile und Nahrungsmittel zu den Hauptfeinden des Idealgewichtes. Bei den einen sind es Fette, bei anderen Kohlenhydrate, einige Diätprediger empfehlen sogar die (lebensbedrohliche) Reduktion der Wasserzufuhr, und radikale Vegetarier halten das Fleisch für den Grund aller Übergewichtsübel. Tatsache ist, daß *alles* dick machen kann, *was nur irgendwie Energie enthält*. Freilich ist Fett am energiereichsten von allen Grundbestandteilen der Nahrung, doch prinzipiell können auch Kohlenhydrate und Eiweiße dick machen, wenn sie nur in ausreichend großen Mengen verzehrt werden.

Der größte Haken an allen Diäten ist jedoch ihre Instabilität. Viele Abmagerungswillige kehren im Anschluß an eine erfolgreiche Diät wieder zu ihren alten Eßgewohnheiten zurück. Außerdem hat sich unser Körper im Laufe der Jahre auf ein »Eichgewicht« eingependelt. Unser ganzer Stoffwechsel ist auf unser Stammgewicht X ausgerichtet, und davon geht er erst einmal nicht ab. Wer einmal 100 Kilogramm wiegt, besitzt auch einen Stoffwechsel, der sich an die 100 Kilogramm als Richtgröße gewöhnt hat, und der sich auch während und nach einer Diät dieser Richtgröße verpflichtet fühlt. Das bedeutet konkret: Selbst wenn es uns gelänge, die Nahrungszufuhr von 3000 kcal auf 2200 kcal pro Tag zu senken, würde unser Stoffwechsel versuchen, auch aus dem geringeren Kalorienangebot noch genügend Material zum Erhalt von 100 Kilogramm Körpergewicht herauszuziehen. Die Kalorienzufuhr würde also verringert, doch gleichzeitig ist unser Körper bemüht, dieser Verringerung durch eine höhere Effektivität der Nahrungsverarbeitung entgegenzusteuern.

Die alleinige Reduktion der Kalorienzufuhr hat also keinen Sinn, wir müssen vielmehr unseren Stoffwechsel umtrainieren. Und das gelingt uns letzten Endes nur über eine Veränderung der *Nahrungsqualität*, die Menge der Kalorien spielt dabei eine sekundäre Rolle.

Ziel des Stoffwechseltrainings ist es, die zugeführte Nahrung so gut wie möglich biopositiv zu verwerten, sie so wenig wie möglich in Depotfett abzuspeichern. Eine dominierende Rolle spielen hier die Vitamine der B-Gruppe, die Aminosäuren Carnitin und Ornithin sowie die Mineralien bzw. Spurenelemente Chrom, Jod, Magnesium, Kupfer, Mangan und Selen.

Eine weitere Rolle spielen jedoch auch die Blutgruppen. Viele Menschen versuchen ihr Gewicht dadurch zu reduzieren, daß sie die Aufnahme von Kohlehydraten begrenzen und den Schwerpunkt mehr auf Eiweiße legen. Sie wollen damit dem Körper sein »Benzin«, also die schnell verbrennbaren Kohlenhydrate, rauben, um ihn dazu zu zwingen, mehr von seinem »Diesel«, also von seinen Fetten zu leben. Bei einigen Menschen klappt diese Diät, bei vielen klappt sie aber auch nicht – und unter diesen findet man überdurchschnittlich viele Menschen mit Blutgruppe A! Eines von vielen Beispielen, die zeigen, wie die Blutgruppen in unserem System der Nahrungsauswertung mitspielen. Wer sich also tatsächlich zu einer Diät entschließt, sollte auch seiner Blutgruppe Beachtung schenken. Welche Nahrungsmittel von welchen Bluttypen besonders gut verwertet werden, davon wird in den Kapiteln 8 bis 11 die Rede sein.

Blutgruppen und körperliche Bewegung

Als sich in den menschlichen Urzeiten die Blutgruppen entwickelten (mit Ausnahme von Blutgruppe AB, die erst in diesem Jahrtausend entstand), manifestierten sich in ihnen nicht nur Änderungen in der Ernährung, sondern auch Änderungen im Bewegungsverhalten der damaligen Menschen. Denn wer sich überwiegend von Getreide und Gemüse ernährte, mußte sich ja anders bewegen als derjenige, der unter vielen Entbehrungen durch die Steppen wanderte oder Wildtieren auflauerte, die er dann mit schnellen und todsicheren Bewegungen zu erlegen hatte. Heute sieht die Sache freilich anders aus. Wir können nicht erwarten, daß sich die Blutgruppen unserem heutigen Bewegungsverhalten anpassen, denn sie können sich nicht über Nacht verändern. Vielmehr sind wir gezwungen, unser Bewegungsverhalten nach den Blutgruppen auszurichten. Denn die sind immer noch für genau das Leben ausgerüstet, das einst zu ihrer Entstehung geführt hat. Und dementsprechend »erwarten« sie von uns, daß wir uns auch möglichst in der Art bewegen, wie unsere Urahnen es einst getan haben. Natürlich können wir heute nicht mehr die Keule schwingen und an Höhlenwände malen, doch es ist sicherlich mehr drin, als nur den ganzen Tag am Computer oder vor dem Fernseher zu sitzen.

Die einzelnen Blutgruppen haben für uns folgende Bewegungsmuster vorgesehen:

• Blutgruppe 0: die wettkampforientierten Kraftsportler
Für Menschen mit dieser Blutgruppe ist intensiver Sport ein Muß. Sie brauchen ihn nicht nur körperlich, sondern auch zum Abbau von Streß. Denken Sie daran, was die Urtypen der Blutgruppe 0 vor vielen Jahrtausenden taten! Sie lebten von der Jagd, und dabei war man auf körperliche Höchstleistungen angewiesen. Man mußte ein Wild zu Tode hetzen oder

aber geduldig lauern können, um es dann mit gezielten und kräftigen Bewegungen zur Strecke zu bringen. Menschen mit Blutgruppe 0 sind daher oft besonders erfolgreich in Sportarten, in denen es auf Kraft und Geschicklichkeit ankommt. Dazu zählen in der Leichtathletik die Sprung- und Wurfdisziplinen sowie der Sprint und der Hürdensprint. Auch beim Turnen und beim Kampfsport zeigen sich 0-Typen oft recht talentiert. Als alte »Hetzjäger« sind Menschen mit Blutgruppe 0 aber auch für Jogging und Skiwandern geeignet.

Ein weiterer Charakterzug der 0-Typen besteht darin, daß sie – wie es in den alten Jägergesellschaften üblich war – gern in Wettkampf mit anderen Menschen treten. Bei Menschen mit Blutgruppe 0 werden wir daher häufiger eine Vorliebe für den wettkampforientierten Leistungssport finden. Außerdem besitzen sie eine stärkere Neigung zu erfolgsorientierten Spielen wie Fußball und Tennis.

• Blutgruppe A: die Radfahrer und Schwimmer

Als sich die Blutgruppe A entwickelte, war der Mensch gerade dabei, seine Lebensform vom Jäger auf den Ackerbau und die Viehzucht umzustellen. Hier wurde er natürlich körperlich ganz anders belastet, dementsprechend sollte der A-Mensch der heutigen Zeit auch andere Formen des Sports wählen als der Mensch mit Blutgruppe 0.

Für den A-Typ ist Sport von geringerer Bedeutung als für den 0-Typ. Nichtsdestoweniger sollte er keinesfalls auf körperliche Bewegung verzichten, denn der medizinische Wert von regelmäßiger körperlicher Bewegung steht auch für ihn außer Zweifel – ganz abgesehen davon, daß sich auch die A-Vorfahren auf dem Lande viel bewegten, wenn auch auf eine andere Weise als der 0-Typ.

Menschen mit Blutgruppe A sind für Kraftsportarten weniger geeignet. Ihre Stärke liegt in der Ausdauer, wobei sie vor allem dort stark sind, wo es darauf ankommt, Muskelgruppen längere Zeit auf mittlerem oder niedrigem Niveau unter Spannung zu halten. Tai Chi Chuan zum Beispiel, die verlangsamte ritualisierte Form des chinesischen Boxens, ist für ihn geradezu ideal. Es ist auch das ideale Medium, um zur Entspannung vom Streß zu finden. Aber auch Schwimmen, Gymnastik (z.B. Stretching) und Radfahren sind für ihn geeignet.

• Blutgruppe B

Die Entwicklung der Blutgruppe B ging einher mit der Umstellung des Menschen auf karge und entbehrungsreiche Verhältnisse, die schließlich zum Nomadenleben führten. Dementsprechend ist auch heute noch der B-Typ in besonderem Maße für Sportarten geeignet, die ein hohes Maß an Zähigkeit voraussetzen. Er kann also gut joggen und radfahren, und er versucht sich auch gerne an extremen Ausdauersportarten wie etwa dem Triathlon. Aber auch Rudern und Bergwandern passen gut für ihn.

Im Unterschied zum 0-Typ ist beim Menschen der Blutgruppe B der Wettkampfdrang weniger stark ausgebildet. Er betreibt Sport aus Spaß, oder aber deshalb, weil er von seiner gesundheitsfördernden Wirkung überzeugt ist.

• Blutgruppe AB

Angesichts der Tatsache, daß die Blutgruppe AB sich als jüngste der Blutgruppen erst vor knapp 1000 Jahren entwickelte, kann man annehmen, daß sie auch am besten an unseren modernen Lebensstil angepaßt ist. Menschen der Blutgruppe AB sind daher weniger als die anderen Typen auf Sport angewiesen. Nichtsdestoweniger besitzt regelmäßige körperliche Bewegung auch für sie nur Vorteile. Voraussetzung ist allerdings, daß der Sport weniger Wettkampfcharakter hat, als vielmehr der Entspannung dient – denn Menschen vom Typ AB mögen keine Konfrontationen. Für sie eignen sich daher besonders entspannungsorientierte Sportarten wie Golf, Tai Chi

Chuan, Schwimmen und Wandern. Weniger gut sind für ihn erfolgsorientierte Spiele wie Tennis und Fußball.

Blutgruppen und Immunabwehr

Bei den Blutgruppen handelt es sich um Einklassifizierungen, die nach der Art ihrer Antigene und Antikörper erfolgen. Weil nun Antigene und Antikörper im Immunsystem eine entscheidende Rolle spielen – die einen als Auslöser und Prägende, die anderen als Ausführende von Immunreaktionen – liegt es natürlich nahe, daß die einzelnen Blutgruppen auch durch spezifische Leistungen ihrer Immunabwehr charakterisiert sind. Medizinische Studien bestätigen den Zusammenhang von Immunsystem und Blutgruppe. So wurde bereits im Jahre 1953 nachgewiesen, daß Menschen mit Blutgruppe A überdurchschnittlich häufig von Krebsgeschwüren heimgesucht werden, vor allem am Magen, sowie bei Frauen an der Brust und bei Männern an den Geschlechtsorganen. Andere Studien konnten zeigen, daß Magengeschwüre sozusagen eine Domäne von Blutgruppe 0 sind. Ursprünglich glaubte man, dieses Phänomen mit der starken Magensäureausscheidung der 0-Typen begründen zu können. Die neuen Erkenntnisse zur Entstehung des Magengeschwürs, wonach diese Krankheit wohl in erster Linie durch einen Parasiten namens helicobacter pylori hervorgerufen wird, zwingen jedoch zum Umdenken. Es scheint vielmehr so zu sein, daß das Immunsystem von Blutgruppe 0 diesen Parasiten eher durch seine Maschen schlüpfen läßt, als dies andere Blutgruppen tun. Überhaupt zeigt sich insgesamt bei Infektionen ein besonders deutlicher Zusammenhang zwischen Immunleistung und Blutgruppe, doch davon später mehr.

Die Blutgruppen beeinflussen unser Immunsystem auf mannigfaltige Weise:

- Das Immunsystem braucht die Blutgruppen-Antigene, um zielgenau zu arbeiten. Ohne Orientierung an den AB0-Antigenen wüßte es nicht, welche Körper im Organismus es als feindlich oder als freundlich gesinnt einstufen muß.
- Viele Keime besitzen ähnliche Antigen-Strukturen wie bestimmte Blutgruppen. Das heißt, wenn beispielsweise ein Bakterium ähnliche Oberflächenmerkmale aufweist wie die Blutgruppe des Menschen, in den es eingedrungen ist, wird es – weil der Körper es ja als freundlich gesinnt einschätzt – vom Immunsystem nicht oder nur unzureichend attackiert. Auf der anderen Seite wird es von einem Körper mit anderer Blutgruppe, dessen Antikörper anders geeicht sind, recht schnell attackiert und dementsprechend zügig vernichtet. Die einzelnen Blutgruppen können sich also in ihrer Anfälligkeit und Widerstandsfähigkeit gegenüber bestimmten Keimen stark voneinander unterscheiden.
- Das Immunsystem ist bekanntermaßen eng mit der Psyche verflochten. So wirkt sich permanenter Streß negativ auf die Leistungen der Immunabwehr aus, während häufiges Lachen positive Reize auf die Körperabwehr bewirkt. Fortdauernde oder unterdrückte Aggressionen schwächen ebenfalls die Immunabwehr, ständige Opferbereitschaft und eine »Irgendeiner-muß-es-ja-machen«-Haltung bringen das Immunsystem in Orientierungsnöte und provozieren Autoimmunkrankheiten wie Arthritis.

Soweit die Blutgruppen auch an der Konstitution der Psyche beteiligt sind, besitzen sie auf diesem Wege einen zusätzlichen Zugang zur Immunabwehr. Im einzelnen verhält es sich mit den Immunsystemen der Blutgruppen wie folgt:

- Blutgruppe 0

Menschen vom Bluttyp 0 besitzen einen robusten Verdauungstrakt und sind gegenüber Keimen aus der Nahrung recht gut geschützt. Ihr Immunsystem reagiert allerdings proble-

matisch bei Ernährungsumstellungen; radikale Diäten führen daher bei 0-Typen häufig zu Krankheiten, vor allem zu
Allergien oder Darmkoliken. Überhaupt verliert ihr Immunsystem schnell die Orientierung, es neigt stärker als andere dazu, sich über körpereigene Zellen herzumachen und
dadurch Autoimmunerkrankungen (z.b. Arthritis) zu verursachen. Als typisches »Einzelgänger«-Antigen schützt Blutgruppe 0 außerdem weniger vor Infekten, die durch Übertragung von anderen Menschen erworben werden.

● Blutgruppe A
Der Magen-Darm-Trakt der A-Typen ist überaus empfindlich,
vor allem bei Fleisch. Insgesamt ist jedoch das Immunsystem
von Blutgruppe A recht leistungsfähig, es bietet auch einen
wirkungsvollen Schutz vor Infekten, die durch Übertragung
entstehen. Schwäche zeigt es jedoch beim Krebs; krebsmu-
tierte Zellen werden vom A-Immunsystem nur schlecht erkannt.

● Blutgruppe B
Das Immunsystem der Blutgruppe B ist außerordentlich leistungsfähig – möglicherweise ein Resultat ihrer Entwicklungsgeschichte, die ja in den kargen und unwirtlichen Hoch-
gebirgen des Himalaja begann.

● Blutgruppe AB
Blutgruppe AB ist besonders anfällig gegenüber Krebs. Dafür
ist sie ausgesprochen widerstandsfähig gegenüber Allergien.
Der Grund: als jüngste aller Blutgruppen ist sie am besten an
die Reizstoffe der modernen Umwelt angepaßt.

Blutgruppen und Infektionen

Die Anfälligkeit gegenüber Infekten kann von Blutgruppe zu Blutgruppe stark variieren. Das liegt darin begründet, daß ihre Immunsysteme sich nicht nur grundsätzlich in ihrer Leistungsfähigkeit unterscheiden, sondern auch in ihrem Erkennungsverhalten gegenüber unliebsamen Eindringlingen. Blutgruppe 0, ohne A- und B-Antigene praktisch »nackt« und in argen immuntechnischen Orientierungsnöten, hat beispielsweise große Probleme damit, Viren zu erkennen. Eine wissenschaftliche Studie fand weiterhin heraus, daß von 282 überprüften Bakterien über 50 % die Antigene einer oder mehrerer Blutgruppen tragen. Diese Bakterien sind in der Lage, sich am Immunsystem von einigen Blutgruppen mehr oder weniger vorbeizuschmuggeln, weil dort kein Erkennungsprogramm für sie vorliegt – sie werden also nicht als Eindringlinge von den Antikörpern attackiert, sondern wie gute Freunde einfach durchgelassen.

Im folgenden sind die Blutgruppen samt den Erregern, die bei ihnen besonders große oder besonders geringe Erfolgschancen haben, aufgelistet:

● Blutgruppe 0
Menschen mit Blutgruppe 0 besitzen Antikörper gegen die Antigene A und B und sind damit recht gut gegen Parasiten geschützt, die diesen beiden Antigenen ähnlich sind. Ihnen fehlen jedoch Antikörper aus der sogenannten H-Gruppe, die vor einer ganzen Reihe von Infekten schützen, wie zum Beispiel Pest, Typhus und Cholera.

Und die Geschichte zeigt in der Tat, daß in Gegenden mit hohem 0-Anteil Seuchen wie die eben erwähnten immer besonders dramatische Wirkungen zeigten. Noch vor kurzem wurde in einer englischen Fachzeitschrift von einer verheerenden Choleraepidemie in Peru berichtet, die zahlreiche

Todesfälle zur Folge hatte. Die Wissenschaftler lassen in dem Bericht keinen Zweifel daran, daß die Ursache für die Schwere der Epidemie in erster Linie in dem hohen 0-Anteil der peruanischen Bevölkerung zu suchen sei.

Auf der anderen Seite sind Menschen mit Blutgruppe 0 gut geschützt vor Infektionen, deren Erreger ähnliche Strukturen wie die Antigene A oder B zeigen. So besitzt der Typ 0 einen guten Schutz vor Bakterien aus der Klebsiella-Gruppe, die an bestimmten Formen der Lungenentzündung sowie an Harnwegserkrankungen beteiligt sein können, häufig jedoch ein unauffälliges Dasein in unserer Darmflora führen. Von größerer Bedeutung ist daher der Schutz vor Escherichia coli. Bakterienstämme aus dieser Gruppe tragen B-ähnliche Substanzen und sind an der Entstehung von Harnwegsinfektionen, Gallenentzündungen, Blinddarmentzündungen, Bauchfellentzündungen, Wundinfektionen, Blutvergiftungen sowie Reisedurchfall beteiligt. Des weiteren bietet Typ 0 Schutz vor Pockenviren. Insgesamt ist jedoch zu sagen, daß Menschen mit Blutgruppe 0 anfälliger gegenüber Viruserkrankungen (z.B. Herpes, Windpocken, Gürtelrose, Schnupfen und Grippe) sind.

● Blutgruppe A

Hier besteht ein guter Schutz vor Infekten, die ähnliche Antigene wie Blutgruppe B aufweisen. Menschen vom Typ A sind daher ähnlich wie Blutgruppe 0 vor Escherichia coli und Bakterien aus der Gruppe Klebsiella (die von ihnen ausgelösten Krankheiten stehen oben unter Blutgruppe 0) geschützt. Sie sind auch recht robust gegenüber viralen Atemwegserkrankungen: eine Untersuchung an britischen Soldaten fand bei Männern mit Blutgruppe A eine geringere Rate an Schnupfen und grippalen Infekten. Dafür sind sie anfälliger gegenüber Bronchitis und anderen bakteriellen Atemwegserkrankungen. Einige ärztliche Beobachtungen scheinen außerdem darauf hinzudeuten, daß Menschen mit Blutgruppe A größere Probleme haben, Pilzerkrankungen zu bewältigen.

Bemerkenswert ist die erhöhte Anfälligkeit von Typ A gegenüber Pocken. In der Zeit von Pockenepidemien kam es daher zu einer regelrechten Dezimierung der A-Typen, während Menschen mit Blutgruppe 0 relativ unbeschadet daraus hervorgingen.

Für den Alltag ist es möglicherweise noch wichtig zu wissen, daß Menschen mit Blutgruppe A besonders häufig von Mükken gestochen werden. Sie sollten sich daher in mückenreichen Gebieten sorgfältig schützen, z.B. durch Einreiben mit Niembaumöl.

● Blutgruppe B

Menschen mit Blutgruppe B sind anfällig gegenüber Infekten, die mit B-ähnlicher Antigenstruktur daherkommen. Dazu zählen Bakterien vom Typ Klebsiella und Escherichia coli (die von ihnen ausgelösten Krankheiten stehen oben unter Blutgruppe 0). Auch fehlen ihnen – wie bei Blutgruppe 0 – Antikörper aus der sogenannten H-Gruppe, sie sind daher anfällig gegenüber Pocken.

Demgegenüber ist der Typ B gut gewappnet gegenüber allem, was wie A aussieht. Pockeninfektionen und bakterielle Bronchitiserreger können ihm daher nur wenig anhaben, auch scheint er gegen Candida-Infektionen eine gewisse Robustheit zu besitzen.

● Blutgruppe AB

Die jüngste aller Blutgruppen zeichnet sich dadurch aus, daß ihr Immunsystem insgesamt keine Antikörper gegen A- und B-ähnliche Antigene besitzt. Dafür ist sie jedoch mit Antikörpern aus der H-Klasse ausgerüstet. Dementsprechend ist sie gut vor Pest und Salmonellen geschützt, eine Tatsache, die ihr in den großen Pocken- und Typhusepidemien des Mittelalters einen entscheidenden Vorteil verschaffte und dafür sorgte, daß Menschen mit Blutgruppe AB – obwohl es sie erst seit knapp einem Jahrtausend gibt – in einigen Gegenden wie Bulgarien, Tschechien, Estland, Japan, Korea und Neu-Guinea doch einen Bevölkerungsanteil von etwa 10 % erreichen konnten.

Auf der anderen Seite wird der Typ AB häufiger als andere von bakteriellen Atemwegserkrankungen, Candida-Infektionen sowie von Spul- und Bandwürmern heimgesucht. Gegenüber Erkältungsviren scheint er hingegen recht robust zu sein.

Blutgruppen und nichtinfektiöse Erkrankungen

Bei jeder Blutgruppe gibt es neben spezifischen Infektionen auch nichtinfektiöse Erkrankungen, für die sie eine besonders starke oder besonders schwache Empfindlichkeit besitzen:

● Blutgruppe 0
Das Immunsystem von Blutgruppe 0 verliert leicht die Orientierung. Dementsprechend findet sich hier ein deutlicher Zusammenhang mit Autoimmunerkrankungen und Allergien. Menschen mit Blutgruppe 0 leiden häufiger als andere unter Asthma, Heuschnupfen und Nahrungsallergien (vor allem gegen Eiweiße aus Pflanzen und Milchprodukten) sowie an Autoimmunerkrankungen wie Arthritis, chronischen Darmentzündungen (Morbus Crohn, Colitis ulcerosa) und chronischem Müdigkeitssyndrom. Die allergischen Beschwerden lassen sich zum Teil schon dadurch mildern, daß die betroffenen Menschen auf Weizenprodukte verzichten, da diese das Immunsystem der 0-Typen in besonders große Nöte bringt.

● Blutgruppe A

Menschen mit Blutgruppe A sind überdurchschnittlich anfällig gegenüber Streß, außerdem neigen sie zu einer verstärkten Schleimproduktion in den Atemwegen. Beide Faktoren erhöhen die Anfälligkeit gegenüber Asthma. A-Typen zeigen außerdem eine verstärkte Neigung zur rheumatoiden Arthritis sowie zu Darm- und Genitalkrebs.
Hervorzuheben ist auch, daß Menschen mit Blutgruppe A oft unter einem Mangel an Kobalamin leiden, da ihr Verdauungstrakt – der eher auf pflanzliche Nahrungsmittel ausgerichtet ist – Probleme hat, das typisch »tierische« B-Vitamin zu resorbieren. Kobalaminmangel begünstigt die Entstehung von Nervosität, Arteriosklerose, Anämie und multipler Sklerose.

● Blutgruppe B

Menschen mit Blutgruppe B sind besonders anfällig für langwierige Nervenerkrankungen. Ansonsten sind sie außerordentlich robust; bemerkenswert ist vor allem ihre geringe Neigung zu Allergien.

● Blutgruppe AB

Menschen dieser Blutgruppe tendieren zu Magenschleimhautentzündungen, was möglicherweise mit ihrer psychischen Neigung zusammenhängt, Aggressionen nicht herauszulassen, sondern im wahrsten Sinne des Wortes in sich hineinzufressen. Auch ist bei Menschen mit Blutgruppe AB das Krebsrisiko erhöht, weil ihr Immunsystem Krebszellen leichter durch die Maschen schlüpfen läßt.

Blutgruppen und Krebs

In Europa sterben jährlich über 800 000 Menschen an bösartigen Tumoren; 1,3 Millionen Mal im Jahr stellen Ärzte die vernichtende Diagnose Krebs. Die Betroffenen, deren Krankheit oft dramatische Folgen mit sich bringt, fragen sich immer wieder, warum es ausgerechnet sie erwischt hat. Sie zermartern sich den Kopf, ob sie ihr Schicksal schon in die Wiege gelegt bekamen oder ob Umweltfaktoren verantwortlich sind – und ob man diesen Umweltfaktoren aus dem Weg hätte gehen können.

Die moderne Wissenschaft kann darauf keine pauschale Antwort geben. Doch es mehren sich die Hinweise darauf, daß Blutgruppen zumindest teilweise bei der Entstehung von Krebs eine Rolle spielen.

Um dies zu verstehen, ist es zunächst notwendig, sich die biologischen Ursachen von Krebs vor Augen zu halten. An seinem Beginn stehen winzige Veränderungen im genetischen Bauplan einer oder mehrerer Körperzellen. Wenn sich dann diese Zellen teilen, produzieren sie ein Gewebe, das sich vom übrigen Organismus unterscheidet und sich schließlich zum Tumor ausbildet. Das Kardinalproblem mit den Tumorzellen ist, daß sie keinen Code besitzen, d.h., sie schlüpfen durch die dichten Maschen des Immunsystems hindurch, ohne erkannt zu werden – und damit steht ihnen praktisch der Weg zu ungehindertem Wachstum offen.

Die Chancen der Krebszellen, sich am Immunsystem vorbeizuschmuggeln, schwanken nun aber von Blutgruppe zu Blutgruppe. So verfügt Typ A über ein Immunsystem, das öfter über Tumorzellen »hinwegsieht«. Der Grund dafür ist, daß die Tumorzellen in ihrer Antigen-Konstruktion dem Antigen von Blutgruppe A ähneln. Demgegenüber springt die Immunabwehr von Blutgruppe 0 relativ zuverlässig auf mutierte Körperzellen an; ähnliches gilt für Blutgruppe B.

Ein anderer Faktor, der beim Zusammenhang von Blutgruppen und Krebs eine wichtige Rolle spielt, ist die Ernährung. Mittlerweile gibt es keinen Zweifel mehr daran, daß die Auswahl der Speisen bei der Entstehung der meisten

Krebstumore eine entscheidende Rolle spielt. Vor allem Vitaminmangel und ein Überangebot an tierischen Fetten tragen wesentlich zur Erhöhung des Risikos bei; wer viel Gemüse und Obst ißt, hat ein geringeres Krebsrisiko. Dickdarm-, Brust-, Gebärmutter- und Gallenblasenkrebs sind laut der jüngsten Untersuchung der Deutschen Gesellschaft für Ernährung bei Übergewichtigen viel häufiger zu finden als bei Normalgewichtigen.

Wenn man sich jetzt vor Augen hält, daß die Blutgruppen ganz wesentlich darüber entscheiden, welche Nahrungsmittel für uns verträglich sind und welche nicht, wird auch klar, wie sie dadurch unser Krebsrisiko beeinflussen. Wer nämlich zahlreiche Speisen verzehrt, die nicht zu seiner Blutgruppe passen und zu Zellverklumpungen führen, erhöht dadurch auch die Bereitschaft dieser Zellen, sich genetisch selbständig zu machen und zur Krebszelle zu mutieren. Es ist also leicht einzusehen, daß es auch vom Aspekt der Krebsvorbeugung her nicht schaden kann, seine Blutgruppe in der Ernährung zu berücksichtigen.

6. Die Blutgruppen und ihre Bedeutung für unsere Persönlichkeit

• •

Die Blutgruppen-Psychologie

Die Erforschung der Beziehungen zwischen Persönlichkeit und Blutgruppe hat ihren Ursprung in Japan. Die erste Veröffentlichung dazu, aus dem Jahre 1931, stammt von dem japanischen Psychologen Takeji Furukawa. Seitdem erfreut sich diese Forschungsrichtung in Japan großen Interesses; man hat dort in der Bevölkerung an seiner Blutgruppe ungefähr so großes Interesse wie hierzulande an seinem Sternzeichen. Leider ähneln sich die Blutgruppenpsychologie und die Horoskop-Wahrsagerei mitunter auch durch einen Mangel an Seriosität. Denn wenn die Blutgruppe als maßgebliches Instrument zur Partnersuche benutzt wird – nach dem Motto: A sucht B –, dann wird es doch eher abenteuerlich, denn zwischenmenschliche Beziehungen werden von unzähligen Faktoren beeinflußt und sind außerdem zu individuell geprägt, als daß man sie auf das Verhältnis von einer Handvoll Blutgruppen untereinander reduzieren sollte. Ähnlich verhält es sich, wenn man Blutgruppen dazu heranzieht, nationale Besonderheiten zu erklären. Wer die Dominanz der Blutgruppe 0 in den USA für die »typisch amerikanische« Geisteshaltung verantwortlich macht, im Unterschied zum ausgewogenen Blutgruppen-Profil in Japan, der will wohl eher herrschende Vorurteile bestätigt sehen, als wirklich etwas zur Wahrheitsfindung beitragen.

Wie in anderen Psychologierichtungen auch, neigen in der Blutgruppenpsychologie einige ihrer Verfechter dazu, über das Ziel hinauszuschießen. Bei der Psychologie handelt es sich nun einmal um eine Geisteswissenschaft, die nicht auf ähnlich experimentelle und empirische Fakten zurückgreifen kann wie die Physik (die Medizin hat damit übrigens auch ihre Probleme und ist so gesehen auch keine exakte Wissenschaft). Daran ist eigentlich nichts Schlimmes, denn auf Logik und Analyse basierende Geisteswissenschaften sind keinesfalls weniger wahr als eine Wissenschaft, die ihre Daten aus dem Labor holt. Doch einige Psychologen scheinen mit ihrem Empiriedefizit Probleme zu haben, und sie reagieren auf dieses Defizit damit, daß sie den Wirkungshorizont ihrer Thesen möglichst weit ausdehnen, um ihren Aussagen wenigstens dadurch Gewicht zu geben – und dazu gehören auch Aussagen wie die, daß der Charakter der US-Amerikaner aus der bei ihnen vorherrschenden Dominanz des Jäger-Antigens Blutgruppe 0 abzuleiten sei. Dieses Argument ist durch nichts zu belegen, weder durch Beobachtung und Analyse noch durch die logische Spekulation, und im Labor schon gar nicht (denn dazu müßte man Kinder mit unterschiedlichen Blutgruppen auf neutralem Boden erwachsen werden lassen und dann nach Jahren protokollieren, wer von ihnen zum »echten Ami« geworden ist!). Mit Wahrheitsfindung hat dergleichen nichts zu tun, es handelt sich dabei nur um den Versuch von einigen Psychologen, durch abenteuerliche Thesen Aufmerksamkeit zu erregen.

Skepsis ist also angebracht – aber trotzdem scheint es tatsächlich erstaunliche Zusammenhänge zwischen den Blutgruppen und der Psyche zu geben. Und das darf auch nicht weiter verwundern, sind doch die Blutgruppen zu bestimmten Zeiten der menschheitlichen Geschichte entstanden, die nicht nur von Umstellungen in der Ernährung, sondern auch von einer Reihe von psychischen und sozialen Veränderungen geprägt waren.

Typische Charaktermerkmale von Bluttyp 0

Beim ursprünglichen Jäger-Antigen muß man natürlich auch typische Jägereigenschaften erwarten. Klar, daß der Jäger als Fleischesser über ein großes Potential an Aggressionen verfügt. Außerdem scheinen Menschen mit Blutgruppe 0 auch heute noch überdurchschnittlich flexibel zu sein; stark ausgeprägt ist auch ihr Talent zur Tarnung, das mitunter bis zur Selbstaufgabe gehen kann. Beobachter sind oft überrascht, wie schnell der Typ 0 sein Augenmerk von einer Angelegenheit auf eine andere lenken kann. Ein Vertreter der Blutgruppe 0 kann in einem Augenblick leidenschaftlich für eine Idee entbrannt sein und sie im nächsten Moment zugunsten einer anderen völlig vergessen haben.

Menschen mit Blutgruppe 0 wollen respektiert, aber nicht unbedingt geliebt werden. In Konflikten sind sie ausgesprochen belastbar – darin unterscheiden sie sich ganz wesentlich vom Typ A!

Ein weiteres herausragendes Merkmal von Typ 0 ist seine Liebe für den Wettkampf (der ja auch nichts anderes als eine besondere Form des Konflikts ist). Er liebt es, mit anderen Menschen in Vergleich zu treten und die Kräfte zu messen. Aus diesem Grunde findet man unter Politikern, Leistungssportlern und Unternehmern besonders viele Menschen vom Typ 0.

Typische Charaktermerkmale von Bluttyp A

Als sich das A-Antigen entwickelte, wurde der Mensch vom Jäger allmählich zum Bauern. Dementsprechend sind auch heute noch einige bäuerliche Charaktermerkmale beim A-Typ zu erwarten. Im Unterschied zum Typ 0 ist er eher häuslich und auf Frieden bedacht, weniger aggressiv und weniger erfolgsorientiert. Seine Stärke liegt in Ruhe und Gelassenheit, in Krisen behält er die Fassung und den kühlen Kopf.

Für die französische Psychologin Léone Bourdel sind Menschen der Blutgruppe A vor allem dadurch gekennzeichnet, daß sie nach sozialer Harmonie streben. Konflikte und Wettkämpfe liegen den A-Typen überhaupt nicht, ihnen geht es vor allem darum, von den anderen Mitgliedern der Gesellschaft akzeptiert zu werden. »Die Blutgruppe A«, erklärt Léone Bourdel, »paßt sich selektiv an. Ihr Leben und Fühlen ist von der beständigen Suche nach Harmonie mit ihrer Umgebung geprägt. Demzufolge handelt es sich um Menschen, die auf Veränderungen in der Umwelt besonders sensibel reagieren.«

Weil das Gesellschaftliche beim A-Typ dominiert – wobei er kein »Gesellschaftstier« in dem Sinne ist, daß er ständig für die anderen den Entertainer spielen müßte –, findet er sich auch im Alltag in anderen Bereichen als etwa der 0-Typ. So wird der A-Typ eher in Mannschaftssportarten aktiv, und er arbeitet in Berufen, in denen das Kollektiv über dem einzelnen steht. Das bedeutet aber nicht, daß er faul ist und sich hinter der Gemeinschaft zu verstecken sucht. Im Gegenteil! Menschen mit Blutgruppe A sind durch ihr starkes Verlangen, den Mitmenschen zu gefallen, auf unbedingten Leistungswillen geeicht und bringen oftmals beachtliche Ergebnisse hervor, auch im kreativen Bereich. So findet man unter erfolgreichen Künstlern und Publizisten überdurchschnittlich viele Menschen mit Blutgruppe A.

Typische Charaktermerkmale von Bluttyp B

Bei Angehörigen der Blutgruppe B dominiert das Pragmatische und strikte Lösungsorientierung: sie mögen keine Probleme, sie bevorzugen stabile Lösungen. Was nicht verwundern darf, konnte man es sich doch zu »Gründerzeiten« der Blutgruppe nicht leisten, allzu viel Zeit auf umständliche Dispute und Gedankenwälzereien zu verschwenden: wer im Himalaja oder als Nomade überleben wollte, mußte pragmatisch sein.

Das heißt aber durchaus nicht, daß Blutgruppe B zu vorschnellen Lösungen neigt. Der B-Typ ist vielmehr dadurch gekennzeichnet, daß er die Dinge wohlüberlegt angeht, er gehört zu denen, die nie etwas ohne Betriebsanleitung zusammenbauen.

Typ B besitzt eine natürliche psychische Robustheit, er ist von großer Tatkraft und läßt sich durch Rückschläge kaum aus der Fassung bringen. Im Unterschied zum Typ A ist er eher ungesellig, er bevorzugt daher beim Sport Disziplinen wie Leichtathletik, Tennis, Tischtennis, Schwimmen und Turnen, besonders stark ist er in extremen Ausdauersportarten wie Triathlon. Er kann da bemerkenswerte Leistungen erbringen, wobei es ihm allerdings nicht darum geht, die anderen zu schlagen (wie das bei Typ 0 der Fall ist) oder dem Publikum zu gefallen (wie das bei Typ A der Fall ist) – ihm geht es vielmehr darum, seine eigenen Leistungsgrenzen auszuloten. Im beruflichen Leben findet man Typ B vor allem in Führungsetagen, wobei er in den Betrieben wohl aufgrund seiner pragmatischen Lösungen, weniger aber wegen seines Führungsstils gegenüber seinen Mitarbeitern geschätzt wird.

Typische Charaktermerkmale von Bluttyp AB

Nach Ansicht des Vaters der Blutgruppen-Psychologie, Takeji Furukawa, ist der Charakter von Typ AB am besten mit »passiv« zu beschreiben, wobei diese Charaktereigenschaft nicht als negativ betrachtet werden sollte. Wesentliches Merkmal der AB-Passivität sei vielmehr ihre Ruhe und Gelassenheit.

Spätere Psychologen wollten hingegen den AB-Typ als Menschen voller Widersprüche sehen, in dem die A- und B-Anteile um die Vorherrschaft kämpfen. Demzufolge ist der AB-Typ in dem einen Moment introvertiert, um im nächsten Augenblick regelrecht zu explodieren. Er ist sehr verantwortungsbewußt, doch wenn er sich überfordert fühlt, rebelliert er und zieht sich zum Teil sogar völlig zurück. Im sozialen Leben sind Menschen mit Blutgruppe AB ziemlich unberechenbar, sie gehören eher zu den Launischen. Die französische Psychologin Léone Bourdel bezeichnet sie als »complexe«.

Der Typ AB wohnt am liebsten in der Großstadt, hier kann er seine Widersprüche optimal ausleben: er kann sich mitten ins Leben stürzen, sich aber auch bei Bedarf in ein anonymes Hochhaus-Apartment zurückziehen.

Die Folgen der Blutgruppenpsychologie auf die Gesundheit

Schon seit geraumer Zeit weiß man darum, daß psychische Faktoren wie Stimmungen, Gefühle und Persönlichkeit auch auf die Entstehung von Krankheiten wirken (die Wissenschaft, die sich mit diesem Thema beschäftigt, heißt Psychosomatik). Und dabei verhält es sich nicht nur so, daß zum Beispiel Streß und unterdrückte Aggressionen unser Immunsystem schwächen und dadurch die generelle Anfälligkeit gegenüber Krankheiten erhöhen, sondern auch so, daß hinter vielen Krankheiten tatsächlich ganz bestimmte Persönlichkeiten stecken. So scheint es tatsächlich ganz konkrete Hypertonie-, Gastritis- oder Herzinfarkt-Typen zu geben, deren spezifische Persönlichkeitsmerkmale eine erhöhte Anfälligkeit gegenüber den betreffenden Erkrankungen bedingen.

Nun scheinen ja gemäß der Blutgruppen-Psychologie die Blutgruppen nicht unerheblich an der Konstituierung unserer

Persönlichkeit beteiligt zu sein. Wenn man diese These auf die Erkenntnisse der Psychosomatik überträgt, wonach Krankheiten mit den Charakterzügen eines Menschen zusammenhängen, bedeutet das natürlich, daß die Blutgruppen nicht nur auf direktem Weg als prägende Trägereinheit unserer Immunabwehr unser Krankheitsgeschehen beeinflussen, sondern auch in ihrer Eigenschaft als mitbestimmende Größe unserer Persönlichkeit.

Demzufolge können für die einzelnen Blutgruppen folgende psychosomatische Besonderheiten festgehalten werden:

● Blutgruppe 0: die Hypertonie- und Herzinfarkt-Persönlichkeit
In ihrer Eigenschaft als aggressive »Fleischfresser« ähneln Menschen mit Blutgruppe 0 jenem Typ, der in der Psychosomatik gerne als »A-Typ« bezeichnet wird. Diese Bezeichnung geht auf zwei amerikanische Kardiologen zurück, die in ihrer Praxis herausfanden, daß Menschen, die einen Herzinfarkt erlitten hatten, ganz bestimmte – nämlich die A-typischen – Charaktermerkmale besitzen. Zu diesen Merkmalen zählen neben der latenten Aggressionsbereitschaft ein stark ausgeprägtes Leistungsdenken (das man auch bei der »Hypertoniker-Persönlichkeit« mit Neigung zum Bluthochdruck findet) und das Trachten danach, von den anderen Menschen nicht unbedingt geliebt, dafür aber in jedem Fall respektiert zu werden. Diese Eigenschaften findet man auch bei den Charaktermerkmalen von Menschen mit Blutgruppe 0, man kann daher mit gutem Recht die Vermutung anstellen, daß sie in besonderem Maß durch Arteriosklerose und ihre bekannteste Folgekrankheit, den Herzinfarkt, gefährdet sind.

Erschwerend kommt hinzu, daß Bluttyp 0 eine natürliche Neigung besitzt, viel Fleisch zu essen. Und der Verzehr von viel Fleisch erhöht ja bekanntlich ebenfalls das Risiko von Herzerkrankungen. Nichtsdestoweniger bleibt auch dem Typ 0 noch eine ganze Reihe von Möglichkeiten, sein Herzinfarkt-

Risiko zu verringern. Er kann regelmäßig Sport treiben und, ohne auf Fleisch zu verzichten, seinen Speiseplan derart gestalten, daß seine Herzkranzgefäße gesund bleiben.

● Blutgruppe A: die Asthma- und Gastritis-Persönlichkeit
Menschen mit Blutgruppe A sind durch ihr permanentes Suchen nach zwischenmenschlicher Harmonie gekennzeichnet. Diesen Charakterzug findet man in verstärktem Maß bei Asthmapatienten, allerdings verbergen sie ihn gern unter aggressiven Handlungen. Auch Patienten mit Magenfunktionsstörungen (z.B. Gastritis) und Magengeschwüren empfinden oftmals ein starkes Bedürfnis nach Geborgenheit und Harmonie, das jedoch im Konflikt mit ihrem starken Unabhängigkeitsbedürfnis steht. Die Psychosomatik spricht hier von einer »Pseudounabhängigkeit«: Der betreffende Mensch will sich in der Welt selbst behaupten und zur absoluten Unabhängigkeit gelangen, auf der anderen Seite verspürt er jedoch eine tiefe Sehnsucht danach, sich bei anderen Menschen einfach fallen zu lassen.
Wenn man jetzt noch die überdurchschnittliche Krebsanfälligkeit des A-Typs hinzunimmt, so muß man ihn durchaus einen Menschen nennen, der durch relativ schwere Erkrankungen bedroht ist. Seine urtümlich-bäuerlichen und harmoniebedürftigen Merkmale scheinen in unserer eher auf Wettstreit, Leistung und Kampf eingerichteten Gesellschaft nicht mehr erwünscht zu sein; fast hat man den Eindruck, als würde unsere Zeit das Aussterben von Typ A vorbereiten. Doch es bleiben ihm genug Möglichkeiten, das zu verhindern. Seine natürliche Chance liegt vor allem darin, daß er seiner inneren »Ernährungsstimme« folgt und sich überwiegend vegetarisch ernährt. Denn dadurch werden ihm genau die Biostoffe zugeführt, die sein Erkrankungsrisiko senken können.

● Blutgruppe B: die Obstipations-Persönlichkeit

Menschen mit Blutgruppe B sind eher kopfgeleitete Menschen, die ihre Handlungen nur ungern spontan angehen, ihnen ist es lieber, alles mit Vernunft gründlich vorzubereiten. Darüber hinaus scheuen sie allzu intensiven Kontakt mit anderen Menschen. Diese beiden Charaktermerkmale kennt die Psychosomatik auch von Patienten, die an Verstopfung (Obstipation) leiden. Der letztgenannte Aspekt des Sich-Verschließens gegenüber anderen wird bereits in der Kindheit erworben.

Neben dem Stillen und Gefüttertwerden durch die Mutter ist die Sauberkeitsgewöhnung die früheste soziale Lernerfahrung. Der Mensch erlernt die Kotabgabe, indem er sie als Geschenk an eine geliebte Person empfindet. Gleichzeitig bedeutet ihre Verweigerung eine Verweigerung gegenüber dieser Person: das Kind läßt Mutter oder Vater warten, um dadurch über sie Macht auszuüben. Dieser Mechanismus wird mit ins Erwachsenenalter übernommen, weswegen man dort Verstopfungen psychosomatisch grundsätzlich als Versuche deuten muß, sich gegenüber anderen Menschen abzuschotten. Das Verschließen gegenüber anderen Menschen geht also Hand in Hand mit dem Verschließen des Darmausgangs. Dabei darf man natürlich bei allem psychosomatischen Background nicht die Bedeutung der Ernährung für die Darmarbeit außer acht lassen. B-Typen haben bei entsprechender Ernährung durchaus Chancen, ihr Obstipationsrisiko zu senken.

● Blutgruppe AB: die Psycho-Persönlichkeit

Über das Charakterprofil von AB sind sich die Blutgruppenpsychologen – wie oben geschildert – nicht hundertprozentig einig. Wenn man ihn eher als passiv und fremdbestimmt einschätzt, so paßt das durchaus zu Menschen mit chronischen Darmentzündungen. Es handelt sich häufig um Personen, die infantile Züge zeigen und sich gerne in Abhängigkeiten be-geben. Sie gefallen sich oftmals in der Rolle des Opferlamms und geben ihre Persönlichkeit regelrecht auf, um ganz in ihren tatsächlichen oder eingebildeten Pflichten aufgehen zu können.

Wenn man aber Typ AB eher als widersprüchliche Natur einschätzt, die zwischen charakterlichen Extremen hin und her pendelt, so läßt dies eher psychische Probleme wie etwa Ängste, Depressionen und schizoide Züge erwarten.

7. Leben, wie es unsere Blutgruppe erfordert: Die hämoharmonische Lebensgestaltung

●●●●●●●●●●●●●●●●●●●●●●●

Das Entwicklungsziel der Blutgruppen

Die Blutgruppen haben sich – mit Ausnahme von Blutgruppe AB – zu sehr frühen Zeiten der Menschheitsgeschichte entwickelt, als sich in der Ernährung und auch in der gesamten Gestaltung des alltäglichen Lebens der damaligen Menschen entscheidende Wandlungen vollzogen. Die einzelnen Bluttypen entstanden zufällig aus sogenannten Mutationen, also spontanen Veränderungen im Erbgut. Dennoch ist es zweckmäßig, von einem Entwicklungsziel oder einer Entwicklungsabsicht bei ihrer Entstehung zu sprechen. Denn auch wenn sich Mutationen zufällig abspielen, verhält es sich so, daß sie den Menschen entweder mehr, oder aber weniger an die äußeren Lebensbedingungen anpassen. Für die einzelnen Individuen mündet das in der nüchternen Wahrheit: die anpassungsfähigeren Mutanten setzen sich durch und schaffen es auch, sich zu vermehren; die weniger anpassungsfähigen dagegen bekommen Probleme, werden krank und schaffen es nicht, sich zu vermehren; sie sterben schließlich aus.

Nun, die vier großen Blutgruppen bestehen bis heute. Das bedeutet also, daß wir es bei ihnen mit Mutationen zu tun haben, die erfolgreich waren, die den Menschen in die Lage versetzten, sich den veränderten Lebensbedingungen anzupassen und sich darin durchzusetzen und zu vermehren. Mit anderen Worten, die heute noch existierenden Blutgruppen haben es »geschafft«, sie haben den jeweiligen Menschen als Sieger aus dem evolutionären Überlebens-Wettlauf (in der Disziplin: wem gelingen am schnellsten positive, anpassungsfähige Mutationen?) hervorgehen lassen. Und das kann man getrost als Entwicklungsziel der Blutgruppen bezeichnen, denn wer einen Wettlauf siegreich beendet hat, der hat auch ein Ziel erreicht.

Warum überhaupt ein Leben nach der Blutgruppe?

Die Blutgruppen machten also ihre jeweiligen Träger zu Siegern der Entwicklungsgeschichte. Dennoch bleibt die Frage, was es aus heutiger Sicht noch für einen Sinn haben kann, das Leben nach ihnen auszurichten. Denn ihre großen Zeiten sind eigentlich vorbei. Blutgruppe 0 entstand vor 50000 Jahren, als der Mensch noch Jäger und Sammler war. 20000 Jahre später kam die »Bauernblutgruppe« B, deren Entwicklung nun auch schon einige Zeit zurückliegt. Und selbst die noch recht junge AB-Gruppe, die ihre Wurzeln wahrscheinlich irgendwo im Mittelalter hat, dürfte kaum imstande sein, uns optimal auf die durch Fastfood, Bewegungsmangel, Multi-Media, Umweltverschmutzung und Klimaerwärmung geprägte Gegenwart einzustellen.

Dennoch ist es zweckmäßig, unser Leben nach den Blutgruppen zu orientieren. Denn anders herum geht es nun einmal nicht, unsere Blutgruppe kann sich nicht nach uns richten. Wenn wir erst einmal auf 0, A, B oder AB festgelegt sind, dann bleibt das so, bis wir sterben. Sicher ist es möglich, daß sich durch Mutation und Auslese in den nächsten Jahrhunderten oder Jahrtausenden neue, überlebensfähigere Blutgruppen entwickeln werden, die besser auf das moderne Leben eingestellt sind. Doch davon haben wir zum gegenwärtigen Zeitpunkt gar nichts. In unseren Adern fließt vielmehr ein Blut,

das eigentlich auf die Lebensumstände einer lang zurücklie-
genden Zeit geeicht ist. Und wenn wir gesund sein und alt
werden wollen, müssen wir das berücksichtigen.

Naturärztliche und wissenschaftliche Erkenntnisse

In den vorhergehenden Kapiteln wurde gezeigt, daß für jede
Blutgruppe ein spezifisches Krankheitenprofil vorliegt, das
heißt, daß die einzelne Blutgruppe für bestimmte Krankheiten in stärkerem Maße anfällig ist als für andere. Darüber
hinaus besitzt jeder Bluttyp sein spezifisches Risikoprofil. So
stellen Weizenprodukte beispielsweise für Typ 0 ein Gesund-
heitsrisiko dar, da er als Fleischesser auf die Lektine des Weizens nicht vorbereitet ist, ganz im Unterschied zu Blutgruppe
A, die eher problematisch auf Fleisch reagiert.
Wenn nun Blutgruppen darüber mit entscheiden, für welche
Krankheiten und welche Risikofaktoren wir besonders anfällig sind, liegt natürlich die Vermutung nahe, daß man auch in
der Vorbeugung und Therapie von Krankheiten größere Erfolge erzielen kann, wenn man den Bluttyp mit einbezieht.
Der erste Arzt, der diese Idee systematisch verfolgte und sie
zu einer blutgruppenspezifischen Diät, Prävention und The-
rapie ausformulierte, war der amerikanische Naturarzt Peter
J. D'Adamo (sein bahnbrechendes Buch »Eat Right For Your
Type – The Individualized Diet Solution to Staying Healthy,
Living Longer & Achieving Your Ideal Weight« erschien 1996
im amerikanischen Putman-Verlag).
Angeregt wurde der Mediziner dabei durch seinen Vater
Dr. James D'Adamo, der in seiner Praxis beobachtet hatte, daß
Patienten mit Blutgruppe A eiweißreiche Kost mit viel Fleisch
schlecht vertrugen und dabei eine starke Neigung zum
Krankwerden entwickelten, daß ihnen jedoch geholfen wer-
den konnte, wenn man sie auf pflanzliche Proteine wie etwa

Soja und Tofu setzte. Auch James D'Adamo veröffentlichte ein Buch zu diesen Beobachtungen, das jedoch keine Beachtung fand, da es auf den subjektiven Beobachtungen eines einzelnen Arztes begründet war. Sein Sohn beschloß, dem Theorieansatz seines Vaters eine wissenschaftliche Grundlage zu geben. Er stöberte in der fachwissenschaftlichen Literatur, und er fand, was er suchte: es lagen tatsächlich zahlreiche Studien dazu vor, daß die Blutgruppen sich in ihrer Anfälligkeit gegenüber Krankheiten ganz deutlich voneinander unterschieden. Einige der Studien waren sogar schon in den 50er Jahren angestellt worden, doch es hatte sich bis dato keiner getraut, diese Erkenntnisse auch in eine schlüssige Therapie- und Präventionsmethode umzusetzen. Eine gewaltige Lücke in der Medizin, die Peter D'Adamo zu schließen trachtete.

Das Ergebnis seiner Bemühungen ist die Blutgruppen-Diät. Sie bildet die Grundlage für die folgenden Seiten, ist aber nicht kritiklos übernommen, sondern in einigen Punkten korrigiert. Einige Aspekte scheinen nämlich zu sehr von Euphorie getragen zu sein (wie es typisch ist für viele neue Theorien der Medizin). Denn bei allem Respekt vor der schlüssigen Logik der Blutgruppen-Theorie von D'Adamo darf man nicht vergessen, daß sie keine klinische Absicherung besitzt. Das heißt, sie wurde bislang nicht in Studienprojekten von Universitäten oder anderen Forschungseinrichtungen ausgetestet, hat also unter wissenschaftlich-objektiven Rahmenbedingungen noch keine nachprüfbaren Ergebnisse vorbringen können. Ihre Grundlage sind ausschließlich die – ohne Zweifel wertvollen – Beobachtungen von D'Adamo und seinen immer zahlreich werdenden Anhängern unter Ärzten und Patienten.

Darüber hinaus darf eine neue Heilmethode nicht ignorieren, was angesehene Mediziner, Ernährungswissenschaftler, Chemiker und andere Experten im Lauf der letzten Jahre an Erkenntnissen zusammengetragen haben. Für unseren konkreten Fall bedeutet das, daß die allgemein gültigen Grundsätze über die Zusammensetzung, Qualität und Quantität der Ernährung durch die Blutgruppen-Diät nicht außer Kraft gesetzt werden. Jeder Mensch benötigt eine bestimmte Zufuhr an Vitaminen, Ballaststoffen, Mineralien, Kohlenhydraten, Proteinen und auch an Fetten, unabhängig von der Blutgruppe. Die Blutgruppen-Diät darf also wohl einige Schwerpunkte in der Ernährung setzen, sie darf aber keinesfalls zu einer einseitigen Kost werden, bei der bestimmte, essentielle Substanzen vernachlässigt werden. Die klassische D'Adamo-Diät droht mitunter, in etwas einseitige Kostformen abzudriften und anerkannte Ernährungsgrundsätze außer acht zu lassen. Hier sahen wir uns dann gezwungen, korrigierend einzugreifen.

Auch haben wir die D'Adamo-Diät mit aktuellen wissenschaftlichen Erkenntnissen ergänzt. Beispiel: Krebsvorbeugung für Menschen mit Blutgruppe A. D'Adamo setzt hier auf Radikalenfänger wie Vitamin C und E sowie einige pflanzliche Flavonoide, deren Einnahme er auch in Form von Kapseln empfiehlt. Wir halten hingegen Nahrungsergänzungsmittel im Regelfall für verzichtbar; außerdem gibt es in der Natur noch erheblich wirksamere Anti-Krebs-Mittel als Vitamine und Flavonoide, man denke nur an die Gallocatechine aus grünem Tee. Sie werden in unserem Speiseplan in besonderem Maße gewürdigt.

Einen weiteren Schwerpunkt legten wir in unserem Diätplan darauf, daß die Rezepte relativ einfach zuzubereiten sind und auch dem deutschen Geschmack entsprechen.

8. Der optimale Ernährungsplan für Blutgruppe 0

•••••••••••••••••••••••

Die besonderen Eigenschaften von Blutgruppe 0

Als urtümlicher Fleischfresser und Jäger ist Typ 0 natürlich in besonderem Maße für den Verzehr von Fleisch geeignet. Das bedeutet allerdings nicht, daß die allgemein anerkannten Regeln für einen begrenzten Konsum von tierischen Fetten nicht auch für ihn gelten würden. Auch der 0-Typ muß auf seinen Cholesterin- und Harnsäurespiegel achten. Schweinefleisch sollte daher in seinem Speiseplan eher die Ausnahme bilden, besser geeignet ist das Fleisch von Wild, Rind und Hammel, sowie Fisch.

Ursprüngliches Ziel der fleisch- und eiweißreichen Kost war es, dem als Jäger arbeitenden Typ 0 ausreichend Baustoff für sein Muskelwachstum zu geben. Aus heutiger Sicht scheint dieses Ziel jedoch eher überflüssig zu sein. Denn der moderne Alltag ist durch Bewegungsmangel geprägt, und das bedeutet, daß es eigentlich keine Veranlassung mehr gibt, Muskeln aufzubauen. In der praktischen Konsequenz heißt das, daß auch Menschen mit Blutgruppe 0 auf eine sparsame Dosierung von Fleisch achten oder aber mindestens dreimal pro Woche für ein bis zwei Stunden intensiv Sport betreiben müssen, damit das zugeführte Eiweiß auch wirklich in Muskelmasse umgesetzt und nicht als Depotfett abgelagert wird.

So gut der 0-Typ Fleisch verträgt, so schlecht kommt er mit

Milchprodukten und einigen pflanzlichen Nahrungsmitteln zurecht. Menschen mit Blutgruppe 0 neigen zur Milchunverträglichkeit, in Kontinenten mit hohem 0-Anteil (wie etwa Schwarzafrika) ist auch der Prozentsatz an Milchunverträglichkeiten besonders hoch. Noch problematischer reagiert Typ 0 jedoch auf Weizenvollkornprodukte und Hülsenfrüchte. Bei diesen Nahrungsmitteln kommt es in Darm und Blutkreislauf der 0-Typen zu Abwehrreaktionen, die auch die Resorption der anderen Nahrungsmittel beeinträchtigen. Weizenprodukte stehen im Verdacht, Hauptschuld am Übergewicht von vielen Menschen mit Blutgruppe 0 zu sein, da ihre Lektine den Stoffwechsel stören.

Besonders wichtige Nährstoffe für Blutgruppe 0

• Jod
Das körperliche und seelische Befinden des Menschen steht und fällt mit der Arbeit seiner Hormone. Eine zentrale Rolle spielt hier die Schilddrüse mit der Bildung von zwei Hormonen, nämlich Trijodthyronin und Tetrajodthyronin. Schon ihre Namen weisen darauf hin, daß zu ihrer Produktion ausreichend Jod aus der Nahrung zugeführt werden muß. Bei Jodmangel entstehen große Probleme. Die Schilddrüse schwillt an, um die Produktion der beiden Hormone doch noch irgendwie zu bewerkstelligen. Es bildet sich der sogenannte Kropf – deutlich sichtbar als Schwellung an der Halsvorderseite –, der auf die Luftröhre drückt und die Atmung beeinträchtigt. Doch das ist noch nicht alles. Letzten Endes bleiben die Bemühungen der Schilddrüse ohne Erfolg, sie kann die Hormone nicht mehr bedarfsgerecht produzieren, und in der Folge kommt es zu Störungen im Stoffwechsel. Kropfkranke sind in der Regel antriebsarm, haben ein großes Schlafbedürfnis, leiden häufiger unter Depressionen und Kälte-

schüben. Außerdem zeigen sie eine trockene und teigige Haut, ihr Haar wird dünn und fällt schließlich aus.

Der Jodbedarf liegt bei 0,2 mg pro Tag, während Schwangerschaft und Stillzeit ist er jedoch deutlich erhöht. Hier sollte dann grundsätzlich der Plasmajodspiegel gemessen und bei bestehendem Mangel eine Gabe von Jodidtabletten in Erwägung gezogen werden.

0-Typen neigen stärker als die Vertreter anderer Blutgruppen zu Jodmangel. Sie essen zu wenig jodreiche Nahrungsmittel, außerdem benötigen sie wegen ihrer großen körperlichen Aktivität und ihres intensiven Stoffwechsels größere Mengen an Schilddrüsenhormonen und damit auch an Jod.

Unsere Tips zur Jodversorgung von Menschen mit Blutgruppe 0: Essen Sie mindestens einmal, besser zweimal pro Woche Fisch. Auch sollten Sie nur noch mit jodiertem Speisesalz würzen. Meiden Sie außerdem Kohl und Sojaprodukte! Diese beiden Nahrungsmittel enthalten Substanzen, die die Jodaufnahme blockieren.

• Immunmodulierende Substanzen

Das Immunsystem von Blutgruppe 0 schützt wohl wirkungsvoll vor Keimen, die im Fleisch lauern. Doch es zeigt Schwächen gegenüber Parasiten, die von Mensch zu Mensch übertragen werden, vor allem gegenüber Viren. Außerdem verliert es schnell die Orientierung. Das Immunsystem von Typ 0 neigt dazu, sich über die eigenen Körperzellen herzumachen und dadurch Autoimmunerkrankungen wie Arthritis hervorzurufen.

Das Problem der Autoimmunerkrankungen kann bereits dadurch etwas entschärft werden, indem man Weizenprodukte vom Speisezettel streicht. Darüber hinaus sollten dem Körper aber auch immunmodulierende Substanzen zugeführt werden. Dazu zählen

Carotine (vor allem in Brokkoli, Grünkohl, Kürbis, Möhren, Petersilie, rotem Paprika und Spinat)

Querzetin (vor allem in gelben Zwiebeln, Grünkohl, Äpfeln, Kirschen, Brokkoli und Rotbuschtee).

Das Arthritis-Problem

Die rheumatoide Arthritis ist uralt (genauso wie Blutgruppe 0, bei der sie besonders häufig auftritt), sie war nach Ausgrabungsbefunden schon den Menschen der Urzeit bekannt, selbst Dinosaurier litten unter den schmerzhaften Gelenkentzündungen. Interessant ist jedoch, daß in Völkern, die sich hauptsächlich vegetarisch oder fischreich ernähren, die Arthritis so gut wie nie in Erscheinung tritt.

Die Symptome der Arthritis: Gelenkschmerzen, meistens mit Schwellung. Betroffen sind vor allem die Finger- und Handgelenke sowie Ellbogen, Knie und Sprunggelenke. Die Schmerzen sind morgens besonders schlimm und mit Gelenksteife verbunden.

Auslöser der Arthritis sind Stoffwechselprodukte der Arachidonsäure, einer mehrfach ungesättigten Fettsäure, an die der Mensch ausschließlich über die tierische Ernährung kommt (bei Pflanzen fehlt die enzymatische Ausrüstung, die zur Bildung von Arachidonsäure nötig ist). Die fleischbetonte Ernährung ist dennoch nicht alleinverantwortlich für die Arthritis, die Hauptschuld ist vielmehr bei denjenigen psychoimmunologischen Prozessen zu suchen, die den Arachidonsäurestoffwechsel überhaupt erst auslösen.

In der Psychosomatik gelten Arthritiker als »unbeugsame Samariter«, die sich gerne für andere opfern, allerdings große Probleme mit ihren eigenen Aggressionen haben. Sie sind meistens nicht imstande, ihre Wut herauszulassen, und lenken ihre negativen Energien lieber auf sich selbst. Zu dieser Selbstzerstörung paßt, daß viele Arthritiker im fortgeschrittenen Stadium den Schmerz regelrecht zu suchen scheinen, immer wieder ungünstige Bewegungen machen und ihre beschädigten Gelenke belasten.

Das Immunsystem – über das vegetative Nervensystem in ständigem Kontakt zu unserer Psyche – übernimmt die selbstquälerische Haltung des betreffenden Menschen, indem es die gesunden Zellen der Gelenke attackiert, anstatt sich um die Abwehr von schädlichen Parasiten zu kümmern. Es sorgt also gewissermaßen für die Verkörperlichung des selbstzerstörerischen Charakters der Arthritiker, man spricht bei der Arthritis daher auch von einer typischen Autoimmunkrankheit. Bei diesem Autoimmunkampf entstehen dann schließlich jene Stoffwechselprodukte der Arachidonsäure, die bereits oben erwähnt sind.

Aus den geschilderten Zusammenhängen wird bereits deutlich, daß Menschen mit Blutgruppe 0 in besonderem Maße gefährdet sind, an Arthritis zu erkranken.

• Weil sie urtümliche Fleischesser sind, ist bei ihnen der Verzehr an tierischen und arachidonsäurehaltigen Nahrungsmitteln besonders hoch.

• Ihr Immunsystem scheint eine natürliche Veranlagung zu Orientierungsproblemen zu haben.

• Als urtümliche Jäger sind Menschen der Blutgruppe 0 mit einem naturgegebenen Potential an Aggressionen ausgerüstet. In den modernen Zivilisationen können sie jedoch ihre Aggressionen nur selten ausleben, wodurch das Risiko steigt, daß sie die zerstörerischen Kräfte auf sich selbst umlenken. Und damit treten sie genau in jenen Psychomechanismus ein, der für Arthritiker typisch ist.

Die Betroffenen können einiges tun, um der Arthritis-Gefahr vorzubeugen oder aber die Therapie bereits bestehender Arthritis zu unterstützen. Zunächst gilt es natürlich, dem Körper den Stoff zu nehmen, aus dem er die schmerzauslösenden Substanzen verstoffwechselt. Therapeutisches Nahziel ist also zunächst einmal, ihm nur noch so wenig Arachidonsäure wie möglich zur Verfügung zu stellen. Dieses Ziel kann kurzfristig über eine Nulldiät, längerfristig über eine Umstellung auf Ernährung mit vegetarischem Schwerpunkt erreicht werden. Auch für den Typ 0 gibt es zahlreiche pflanzliche Nahrungsmittel, die er gut verträgt. Sie sind weiter unten aufgeführt. Als weitere Nahrungsmittel empfehlen sich solche mit hohem Anteil an Omega-3-Fettsäuren, von denen bekannt ist, daß sie den Arachidonsäurespiegel nach unten drücken. Das gilt in erster Linie für Fisch.

Weiterhin sind Gelenke um so anfälliger für Erkrankungen, je mehr Gewicht sie zu tragen haben. Wie für viele Erkrankungen, so gilt auch für die Arthritis, daß ein eventuell bestehendes Übergewicht in jedem Fall abgebaut werden muß. Wem die Umstellung auf schwerpunktmäßig vegetarische Ernährung gelungen ist, der wird freilich mit der Reduktion seines Körpergewichts keinerlei Problem bekommen.

Schließlich muß Psychohilfe geleistet, der selbstzerstörerische Samariter-Charakter der Betroffenen aufgelöst werden. Das ist sicherlich das am schwierigsten zu erreichende Ziel; in den meisten Fällen hilft hier eine Psychotherapie.

Das Problem der Milchunverträglichkeit

Hierzulande bilden recht viele Menschen bis zum 20. Lebensjahr eine gewisse Milchunverträglichkeit aus, man schätzt ihre Quote auf ungefähr 15 bis 20 Prozent; Menschen mit Blutgruppe 0 sind überdurchschnittlich häufig betroffen. An dieser Unverträglichkeit ist nichts Absonderliches (solange sie nicht mit starken allergischen Reaktionen einhergeht), wir teilen sie mit fast allen erwachsenen Säugetieren: Milch ist nun einmal vor allem als Babynahrung gedacht und nicht als Nahrung für Erwachsene.

Die Milchunverträglichkeit zeigt sich in Form von Verdauungsbeschwerden (Blähungen, Magenkrämpfe, Durchfälle). Auslöser sind unfermentierte Milchprodukte wie Milch, Quark, Käse, Milchschokolade und Pizza. Ursache der Milchunverträglichkeit ist ein Mangel von Enzymen, die notwendig sind, um den in Milchprodukten enthaltenen Milchzucker (Laktose) zu verdauen.

Wem die notwendigen Enzyme zur Verdauung von Milchzukker fehlen, der muß allerdings nicht völlig auf Milchprodukte verzichten. Fermentierte Milchprodukte wie Joghurt und Kefir können sehr wohl verzehrt werden, weil sie die Mikroorganismen mitliefern, die uns das Enzym zur Verdauung von Milchzucker gewissermaßen »ausleiht«. Der Begründer der Blutgruppen-Diät, Dr. Peter J. D'Adamo, rät auch von Kefir und Joghurt ab, wir möchten uns diesem Rat jedoch keinesfalls anschließen. Etwa 65 bis 75 Prozent aller gesunden Menschen mit Laktoseunverträglichkeit haben nämlich keinerlei Probleme beim Verzehr von Kefir oder Joghurt. Viele von ihnen vertragen sogar Milch oder Käse, wenn diese Milchprodukte bei den Mahlzeiten mit einem Becher Joghurt oder Kefir kombiniert werden. Die beiden fermentierten Milchprodukte sind außerdem zu hochwertige Nahrungsmittel, als daß sie vom Speiseplan gestrichen werden sollten. So ist es wissenschaftlich erwiesen, daß sie unsere Darmflora stabilisieren, unseren Körper mit wichtigen B-Vitaminen versorgen und vor allem im Verdauungsbereich das Krebsrisiko senken.

Beim Verzehr von Kefir und Joghurt sind folgende Regeln zu beachten:

- Meiden Sie Kefir und Joghurt, die zuvor eingefroren waren! Sie enthalten keine laktoseaufspaltenden Enzyme mehr.
- Setzen Sie Kefir und Joghurt nicht der Hitze aus. Dabei werden viele ihrer Milchsäurebakterien vernichtet.
- Bevorzugen Sie fettarme Produkte. Sie durchlaufen schneller den Magen, wo bereits einige der enzymproduzierenden Bakterien durch die Säure abgetötet werden.

- Nehmen Sie täglich zwei bis drei Becher Joghurt oder Kefir zu sich. Besonders wichtig ist ihr Verzehr bei Mahlzeiten, die unfermentierte Milchprodukte enthalten.

Wichtige Nahrungsmittel für Typ 0

- Hammel
- Lamm
- Rind
- Wild

- fast alle Arten von Meeresfisch, vor allem Hecht, Hering, Kabeljau, Seelachs und Sardine

- Brokkoli
- Chicorée
- Endivie
- Grünkohl
- Knoblauch
- Kürbis
- Kürbiskerne
- Meerrettich
- Petersilie
- Porree

- Rote Paprikaschoten
- Spinat
- Walnüsse
- Zwiebeln

- Ananas und Ananassaft
- Feigen
- Pflaumen und Pflaumensaft

- Kefir
- Joghurt

- Essenerbrot

- Rotbuschtee

- Jodsalz
- Kurkuma
- Kümmel
- Majoran

Problematische Nahrungsmittel für Typ 0

- Gans
- Schweinefleisch

- Kaviar
- Räucherlachs
- Salzhering

- Auberginen
- Avocados
- Hülsenfrüchte (Ausnahmen: Augenbohnen, Pintobohnen, Puffbohnen, rote Bohnen, grüne Erbsen, Palerbsen)
- Kartoffeln
- Kohl
- Mais
- Sojaprodukte

- Unfermentierte Milchprodukte (z.B. Milch, Käse, Quark)
- Cornflakes
- Grahambrot
- Haferflocken
- Pumpernickel
- Weizengebäck
- Weizenflocken
- Weizenkeime
- Weizenkleie
- Weizenschrot
- Weizenvollkornbrot

Rezepte

Fruchtiges und Korniges zum Frühstück

- *Frühstück mit Essenerbrot*
Essenerbrot erhält man in gut sortierten Reformhäusern. Diese Brotsorte wird aus gekeimten Weizenkörnern hergestellt, bei denen die problematischen Lektine des Weizens infolge des frühen Keimprozesses vernichtet sind.

Zutaten:
2 Scheiben Essenerbrot mit Butter und Pflaumen-Konfitüre
1 pochiertes Ei
1 großes Glas Ananassaft

Herzhaftes zum zweiten Frühstück

● *Kräuterjoghurt (für zwei Personen)*
Joghurt ist ein ideales Mix-Elixier für das Frühstück. Besonders sinnvoll ist seine Kombination mit frischen Kräutern, mit denen er sich hinsichtlich des Vitamingehaltes (B-Vitamin beim Kefir, C-Vitamin bei den Kräutern) trefflich ergänzt.

Zutaten:
2 EL gehackte Gartenkresse
2 TL gehackte Petersilie
2 TL gehackter Dill
1 ausgepreßte Knoblauchzehe
1 TL geriebener Meerrettich
1 EL Zitronensaft
500 g Joghurt, Vollfettstufe

Alle Zutaten miteinander vermischen, mit Salz und Pfeffer abschmecken.

Nahrhaft und trotzdem leicht zum Mittagessen

● *Rindfleisch-Curry (für vier Personen)*
Curry-Gewürze (vor allem Ingwer, Koriander und Kurkuma) sind in der chinesischen und indischen Küche altbewährt. Sie verbessern die Verdauung von Fleisch und verringern bei regelmäßiger Anwendung auch das Risiko von Arteriosklerose, durch die der Mensch mit Blutgruppe 0 ja in besonderem Maß gefährdet ist.

Zutaten:
1 kg Rindsgulasch
1 Stück (ca. 4 cm) Ingwerwurzel
1 Zwiebel

4 Knoblauchzehen
3 EL Olivenöl
1 rote Paprikaschote
¹/₂ l Kokosmilch
1 Bund Koriandergrün
Salz

Die Zwiebel schälen und zu kleinen Würfeln schneiden. Den Ingwer schälen und ebenfalls würfeln.
Das Öl in einem Topf erhitzen. Die Zwiebel und die Ingwerwürfel darin hell dünsten. Das Fleisch hinzufügen und bei mittlerer Hitze unter Wenden von allen Seiten goldbraun braten. Den Knoblauch schälen und dazupressen. Die Paprikaschote entkernen, längs aufschlitzen und in dünne Streifen schneiden, dann ebenfalls zum Fleisch geben.
Die Kokosmilch angießen und alles halb zugedeckt bei mittlerer Hitze 15 Minuten garen. Währenddessen den Koriander waschen und zerhacken. Er wird dann über die servierten Portionen gestreut. Kurz vorher aber mit Salz abschmecken.
Zum Curry wird natürlich Reis serviert.

• *Kefir mit Spinat und Kräutern (für vier Personen)*
Im Unterschied zum Joghurt enthält der Kefir nicht nur Milchsäurebakterien, sondern auch vergärende Hefepilze. Diese Pilze verschaffen ihm eine Reihe von zusätzlichen gesundheitlichen Vorteilen, wie beispielsweise einen überragenden Anteil an B-Vitaminen.

Zutaten:
250 g frischer Spinat
1 Knoblauchzehe
¹/₂ Bund Petersilie
2 Stengel frischer Dill
1 Zweig Zitronenmelisse

1 Sellerieknolle
400 g Kefir
1/2 TL Ingwer
Salz
Pfeffer
Süßstoff

Spinat waschen und die festen Stücke entfernen. Sellerieknolle waschen, schälen und in kleine Stücke schneiden. Kräuter waschen, trocknen lassen und die größeren Stiele entfernen. Den Knoblauch schälen und in den Kefir pressen.
Kefir, Gemüse und Kräuter zusammen pürieren. Mit Salz, Pfeffer, Süßstoff und Ingwer würzen und abschmecken.
Zum Spinatkefir passen Salzkartoffeln oder Reis.

• *Sardinen auf Spinat (für vier Personen)*
Mit dem Ruf der Sardine steht es heutzutage nicht zum besten, die meisten Konsumenten kennen diesen Fisch nur noch als salziges Etwas aus der Konservendose. Dabei strotzt die frische Sardine nur so von Nährwerten. Neben ihrem Gehalt an wertvollem Fischöl beeindrucken vor allem die Werte von Niazin (13,3mg/100 g), Vitamin D (7,5mg/100g) und Zink (3,4mg/100g). Das folgende Rezept basiert daher auf frischen Sardinen, die Sie überall im Fischhandel kaufen können.

Zutaten:
1 kg frische Sardinen
1 Tasse grobes Meersalz
1 kg Spinat
1 Knoblauchzehe
Salz
5 EL Olivenöl

Die Sardinen schuppen und ausnehmen (oder beim Händler küchenfertig machen lassen). Dann werden die Fische auf einer großen Platte im Meersalz eingelegt (Achten Sie darauf, daß möglichst jeder Millimeter der Fische Salzkontakt erhält!) und schließlich für 1 Stunde im Kühlschrank stehen gelassen.

Während dieser Zeit kann der Spinat gewaschen und von größeren Hauptrippen befreit werden. Gut abtropfen lassen und in einer Schüssel mit Salz und dem ausgepreßten Knoblauch vermischen.

Jetzt werden die Sardinen vom Salz befreit und auf Küchenpapier ausgebreitet. Streichen Sie vier große Bögen Alufolie mit Öl aus, lassen Sie jedoch einen Rand frei, damit man später die Fischspeise in die Folien einrollen kann.

Als erstes kommt der Spinat auf die Folien, dann die Sardinen. Jede Sardinen-Spinat-Packung erhält dann noch einen Eßlöffel Olivenöl, bevor sie schließlich in der Folie eingerollt und in den vorgeheizten Backofen hineingeschoben wird. Die Backzeit beträgt bei 220 Grad Hitze etwa 8 Minuten. Keine Angst, wenn sich die Folien aufblähen, das Aroma der Sardinen wird dann später beim Auspacken um so würziger sein. Als Beilage zu den Spinatsardinen eignen sich Kartoffeln oder Kartoffelpüree.

Knackige Salate

• *Endivien mit Tomaten (für drei bis vier Personen)*
Endiviensalat wird von Typ 0 sehr gut vertragen. Er enthält außerdem viel Vitamin C.

Zutaten:
1 Kopf Endiviensalat
250 g Tomaten

Für die Sauce:
4 EL Olivenöl
1 EL Zitronensaft
1 EL Joghurt
2 EL feingehackte Kräuter (Salatkräutermischung)
Salz
Pfeffer
1/2 Zwiebel
1 Knoblauchzehe

Den Endiviensalat putzen, die Blätter ablösen, gründlich waschen und gut abtropfen lassen. Die Tomaten in Würfel oder Scheiben schneiden.
Für die Sauce die Zwiebel schälen und die Hälfte davon kleinhacken, den Knoblauch schälen. Alle Zutaten außer dem Knoblauch miteinander vermischen, schließlich den Knoblauch hineinpressen.
Den Salat mit der Sauce übergießen und sofort servieren.

• *Exotischer Chicoréesalat (für vier Personen)*
Chicorée ist für den 0-Typ, der ja keine oder nur wenig Weizenprodukte essen sollte, eine wertvolle Ballaststoffquelle. Darüber hinaus ist er das ideale Mittel für die sogenannte Chelattherapie zur Entgiftung des Darms. Er entzieht vor allem Gifte aus dem Bereich der Schwermetalle.

Zutaten:
2 große Chicorée
1 Orange
1 Kiwi
1 kleine Banane
1/2 reife Mango
4 frische Datteln

Für die Sauce:
120 g Joghurt, Vollfettstufe
1 TL Curry-Gewürzmischung
etwas Zitronensaft
1 Messerspitze gemahlenes Zitronengras
Salz
weißer Pfeffer

Die Chicorée waschen, halbieren und den Keil am unteren Ende herausschneiden. In Streifen schneiden. Die Orange so dick schälen, daß die weiße Haut völlig entfernt ist. Das Fruchtfleisch herausfiletieren.
Kiwi und Banane schälen und in Scheiben, das Fruchtfleisch der geschälten Mangohälfte in Würfel schneiden. Von den frischen Datteln mit einem spitzen Messer die Haut abziehen, Früchte entkernen und vierteln.
Die vorbereiteten Zutaten in eine große Salatschüssel geben.
Für die Sauce Joghurt und Curry miteinander verrühren und mit Zitronensaft, Salz und Pfeffer abschmecken. Schließlich über die Salatzutaten gießen, mit Zitronengras bestreuen.

Rotbuschtee: Das ideale Alltagsgetränk

Der südafrikanische Rotbusch- oder Rooibostee ist für Menschen mit Blutgruppe 0 in vielerlei Hinsicht ein geeignetes Alltagsgetränk. Zum einen enthält er kein Koffein, so daß er das – gerade bei 0-Typen häufig unter Spannung stehende – Nervenkostüm in Ruhe läßt (es werden vom Rotbuschtee sogar schlaffördernde und leicht depressionshemmende Wirkungen berichtet). Darüber hinaus verbessert er die Verdauung von Fleisch (er kann auch in Rezepten direkt mit Fleisch kombiniert werden), und seine antiallergischen und kolikhemmenden Effekte, vor allem bei Nahrungsmittelallergien, sind schon fast legendär.

● *Die klassische Zubereitung*
Überbrühen Sie 1 TL Rotbuschkraut mit 1 Tasse (200 ml) kochendem Wasser. 2 bis 3 Minuten zugedeckt ziehen lassen, abseihen. Sie können vom Rotbusch auch einen zweiten Aufguß zubereiten (dieser braucht dann nur noch 30 bis 60 Sekunden zu ziehen).
Von Rooibostee können Sie bedenkenlos zwei bis drei Liter pro Tag trinken!

● *Rooibos-Party-Punsch (für 16 Portionen)*
Zutaten:
1 Liter Wasser
2 EL Rooiboskraut
500 ml Apfelsaft
500 ml roter Traubensaft
350 ml Apfelsaft
einige halbierte, kernlose Weintrauben
einige entkernte Apfelscheiben

Das Wasser aufkochen und über den Rooibos gießen, 3 Minuten ziehen lassen, abseihen.
Rooibostee mit den Säften vermischen, abkühlen lassen.
Beim Servieren mit den halbierten Weintrauben und Apfelscheiben garnieren.

● *Pflaumenkrapfen mit Rooibos*
Zutaten:
250 ml Rooibostee (aufgegossen mit 1 TL Rooibos,
2 Minuten ziehen lassen)
80 g Butter
1 Messerspitze Salz
abgeriebene Schale von einer halben, ungespritzten Zitrone
200 g Mehl
5 Eier

2000 g reines Pflanzenfett
100 g Pflaumenmus
Küchenkrepp
Puderzucker

Rooibostee, Butter, Salz und Zitronenschale in einem Topf aufkochen.
Mehl zugeben und unterrühren, bis sich die Masse vom Topfrand löst und einen Kloß bildet.
Den Kloß in eine Schüssel geben und Eier nach und nach unterrühren. Dann kleine Bällchen davon herausstechen.
Backfett im Topf auf 170 Grad erhitzen.
Die Bällchen – am besten in Vierer-Schüben – im Fett 8 Minuten lang ausbacken. Nach der Hälfte der Backzeit einmal wenden.
Die Krapfen herausnehmen und auf Küchenkrepp abtropfen lassen.
Pflaumenmus in einen Spritzbeutel mit kleiner Loch- oder Stechtülle füllen. Die noch heißen Krapfen damit anstechen und jeweils etwas Pflaumenmus hineindrücken.
Schließlich die Krapfen mit Puderzucker bestreuen.

● *Rooibos-Sauce zu Rindfleisch*
Rooibos-Saucen machen das Fleisch zart und geben dem Gericht eine frische Farbe. Rooibostee eignet sich auch sehr gut dazu, Schweine- und Rindfleisch vor dem Garen ein paar Stunden einzulegen.

Zutaten:
300 ml Rooibostee (aufgegossen mit 1 TL Rooibos,
2 Minuten ziehen lassen)
1 Zwiebel
1 Knoblauchzehe
2 EL Olivenöl

20 g Butter
30 g Mehl
Salz
Pfeffer

Die Zwiebel schälen und kleinhacken. In der Pfanne etwa 5 Minuten im erhitzten Olivenöl bei geringer Wärmezufuhr dämpfen.
Dann Butter und Mehl dazumischen, die Pfanne vom Herd nehmen.
Den Rooibostee zugießen, gut verrühren und die Pfanne wieder auf die Herdplatte stellen.
5 Minuten köcheln lassen, dabei gut umrühren. Die Pfanne vom Herd nehmen.
Die Knoblauchzehe schälen und in die Sauce pressen. Mit Salz und Pfeffer abschmecken.

Für den Sportler

• *Gemüsekaltschale mit Kefir (für zwei Personen)*
Die Kaltschale versorgt den Sportler mit wichtigen Mineralien und Vitaminen. Sie ist außerdem sehr erfrischend.

Zutaten:
1 Salatgurke
8 Kirschtomaten
1 rote Paprikaschote
1 Zwiebel
1 Fenchelknolle
1 EL Zitronensaft
2 EL gehackte Gartenkresse
1 EL gehackter Dill
1 Knoblauchzehe
Salz

Pfeffer
250 g Kefir
2 Baguettes
Knoblauchbutter

Gurke schälen, vierteln und in Scheiben schneiden. Tomaten waschen und halbieren. Paprika waschen, entkernen und in schmale Streifen schneiden. Die Zwiebel schälen und in kleine Würfel hacken. Fenchel waschen, putzen und in kleine Stücke schneiden.
Das komplette Gemüse mit Thymian und Kresse vermischen. Den Knoblauch schälen und in den Kefir pressen. Dann den Kefir über das Gemüse gießen. Gut umrühren, mit Salz, Pfeffer und Zitronensaft abschmecken. Dazu die Baguettes mit Knoblauchbutter servieren.

Zum Abendessen

• *Dorschragout (für vier Personen)*
Der Dorsch ist kalorienarm und reich an Jod. Nach folgendem Rezept ist er nicht nur einfach zuzubereiten, sondern auch leicht verdaulich.

Zutaten:
800 g Dorschfilet
2 große Stangen Lauch
2 Zwiebeln
4 Möhren
2 Fleischtomaten
4 EL Butter
Salz
weißer Pfeffer
2 EL Zitronensaft
3 EL Olivenöl

Paprikapulver, edelsüß
1 Bund Petersilie

Den Lauch putzen, der Länge nach halbieren, waschen und in etwa 0,5 cm breite Streifen schneiden. Die Zwiebeln schälen und fein hacken. Die Möhren schälen, waschen und klein würfeln.

Die Tomaten mit kochendem Wasser überbrühen, häuten und halbieren. Die Kerne und die Stielansätze entfernen, das Fruchtfleisch kleinschneiden.

Die Butter erhitzen. Den Lauch, die Zwiebeln und die Möhren darin bei schwacher Hitze etwa 10 Minuten braten. Die Tomaten hinzufügen, salzen und pfeffern, aufkochen und bei schwacher Hitze warm halten.

Den Fisch in mundgerechte Stücke schneiden, salzen und mit dem Zitronensaft beträufeln. In einer Pfanne das Öl erhitzen, den Fisch etwa 3 Minuten darin anbraten und dabei einmal wenden. Dann mit Paprikapulver, Salz und Pfeffer würzen und unter das Gemüse heben.

Die Petersilie waschen, trockenschütteln, die Blättchen abzupfen und fein hacken. Über das Ragout streuen.

9. Der optimale Ernährungsplan
für Blutgruppe A

●●●●●●●●●●●●●●●●●●●●●●●●

Die besonderen Eigenschaften
von Blutgruppe A

Als urtümlicher Bauer ist der Typ A auf andere Ernährung angewiesen als der jagende 0-Typ. Auf Fleisch (mit Ausnahme
von Geflügel) reagiert er problematisch, sein Stoffwechsel
wird nur langsam und mit großer Anstrengung damit fertig. Übergewichtige Menschen mit Blutgruppe A erzielen oft
schon große Diäterfolge, wenn sie einfach ihren Fleischkon-
sum herunterschrauben.

Sehr gut reagiert der Typ A dagegen auf pflanzliche Kost,
auch Getreide und Getreideflocken (vor allem Gerste und
Roggen) machen ihm weiter keine Probleme. Ganz im Unterschied zu Milch und anderen unfermentierten Milchprodukten, deren Primärzucker vom A-Typ mit massivem Antikörpereinsatz beantwortet wird. Als Alternative bleiben ihm
jedoch fermentierte Milcherzeugnisse wie Kefir und Joghurt,
sowie Produkte aus Ziegen- und Schafsmilch.

Menschen mit Blutgruppe A besitzen eigentlich ein starkes
Immunsystem, sind aber dennoch in besonderem Maß anfällig für Krebs, vor allem für Magen- und Brustkrebs. Diesem
Faktor gilt es bei der Ernährung durch die Zufuhr antioxida-
tiver Substanzen entgegenzuwirken. Es sollte allerdings auch
kein großes Problem sein, diese Richtlinie einzuhalten, insofern als der A-Typ von Natur aus sowieso auf pflanzliche

Kost – in der sich ja die meisten krebshemmenden Stoffe befinden – geeicht ist.

Menschen mit Blutgruppe A reagieren sensibler auf Streß, bei ihnen besteht daher ein größeres Risiko, sich streßbedingte Krankheiten wie Asthma, Neurodermitis und Kopfschmerzen zuzuziehen. Sie sollten also überwiegend Nahrungsmittel auf dem Speiseplan setzen, die zumindest die physiologischen Wirkungen von Streß weitgehend puffern können.

Das Krebsproblem

In den letzten Jahrzehnten hat der Krebs immer mehr zugenommen. Heute erkranken in Deutschland jährlich etwa 330000 Menschen an Krebs, in über 200000 Fällen führt er zum Tode. Das ist jedoch kein Grund zur Panik, denn einer der wichtigsten Gründe für die hohen Zahlen liegt einfach darin, daß der Mensch heute viel älter wird als beispielsweise noch vor 100 Jahren – und je älter ein Organismus wird, um so mehr Zeit besitzen seine Zellen, sich krankhaft zu verändern. Die Überlebensaussichten bei den einzelnen Krebserkrankungen sind sehr unterschiedlich. Laut Statistischem Bundesamt liegen die einzelnen Überlebenschancen (auf fünf Jahre gesehen) wie folgt:

- Lungenkrebs   17 : 100
- Magenkrebs   23 : 100
- Blutkrebs   33 : 100
- Darmkrebs   43 : 100
- Prostatakrebs   62 : 100
- Gebärmutterkrebs   69 : 100
- Brustkrebs   70 : 100
- Mundkrebs   71 : 100
- Hautkrebs   96 : 100

Symptome, die auf eine Krebserkrankung im Frühstadium hinweisen können, sind:

- Schorfige Krusten oder Geschwüre, die nicht innerhalb von drei Wochen abheilen
- Hautflecken oder Muttermale, die ständig größer werden, bluten oder jucken
- Knoten oder Schwellungen unter der Haut
- Chronische Schluckbeschwerden
- Länger andauernde Heiserkeit
- Länger anhaltender Husten
- Husten mit blutigem Auswurf
- Veränderungen im Stuhl, vor allem eine blutrote Verfärbung
- Zwischenblutungen nach der Menopause

Alle genannten Symptome können auch eine andere Ursache als Krebs haben, zur Absicherung der Diagnose ist aber in jedem Fall der Arzt aufzusuchen.

Aus mehreren Studien geht hervor, daß Menschen mit Blutgruppe A eine erhöhte Anfälligkeit gegenüber Krebs zeigen, besonders gegenüber Magen- und Brustkrebs. Das Paradoxe daran ist, daß Typ A von seiner grundsätzlichen, schwerpunktmäßig vegetarischen Ernährungsausrichtung her eigentlich gut vor Krebs geschützt wäre. Doch dieser Schutz ist durch unsere modernen Kostformen – zuviel Fleisch, zuviel Einfachzucker, zuviel Weißmehl – außer Kraft gesetzt; der A-Typ muß sich also in seinem Ernährungsverhalten umstellen, wenn er sein Leben gesünder gestalten will.

Wichtige Biostoffe gegen den Krebs

- Vitamin A

Menschen mit einer Vitamin-A-Mangelversorung sind stärker als andere gefährdet, an Krebs zu erkranken; unterversorgte Frauen beispielsweise besitzen ein um 20 Prozent

höheres Brustkrebsrisiko. Umgekehrt können hohe Vitamin-A-Dosierungen die Therapie von Krebstumoren wirkungsvoll unterstützen. Das Vitamin stärkt das Immunsystem und schützt als Antioxidans die Zellen vor Umweltgiften. Darüber hinaus kontrolliert es die Zellvermehrung und ist dadurch imstande, die Verbreitung von Tumorzellen zu hemmen.
Als Vitamin-A-Versorger eignen sich grundsätzlich alle pflanzlichen Nahrungsmittel mit deutlich rot-gelb-orangem Farbton, da sie zahlreiche Carotinoide enthalten, die unser Organismus zu Vitamin A umbauen kann: Möhren, Kürbis, Aprikosen, rote und gelbe Paprika.

• Vitamin E
Vitamin E wirkt gegen Stoffe, die das Wachstum von Tumoren auslösen können. Als »Radikalenfänger« schützt es die Zellmembran und damit auch das Erbgut der Zellen vor den Angriffen aggressiver Substanzen.

• Vitamin C
Ascorbinsäure hat vor allem vorbeugende Wirkung bei Magen- und Brustkrebs. Wie Vitamin E ist sie ein »Radikalenfänger«, der die Zellen vor aggressiven Substanzen schützt. Gegenüber Vitamin E besitzt Vitamin C jedoch einige bedeutsame Unterschiede:
1. Es wird bereits im Magen in sehr hohen Konzentrationen freigesetzt, hilft dadurch vor allem vorbeugend gegen Magenkrebs.
2. Die Gefahr von Überdosierungen besteht praktisch nicht. Überschüssige Ascorbinsäure kann in der Regel problemlos ausgeschieden werden.
3. Es muß täglich in hohen Dosierungen zugeführt werden, weil es aufgrund seiner Wasserlöslichkeit nur eine kurze Verweildauer im Körper besitzt.

● Folsäure
Das B-Vitamin ist an der Bildung des Erbguts in den Zellen
beteiligt, also an jenem Vorgang, der – sofern er fehlerhaft
verläuft – am Anfang einer Krebserkrankung steht. Darüber
hinaus hilft es dem Immunsystem, seine Feinde besser zu erkennen. Folsäure verbessert also die Fähigkeit unseres Körpers, abweichende und zur Tumorbildung neigende Zellen zu
identifizieren und damit zur Zielscheibe für die natürlichen
Killerzellen des Immunapparats zu machen.

● Carotinoide
Sie bilden die Vorstufe zum wichtigen Anti-Krebs-Vitamin A
und besitzen darüber hinaus selbst starke antioxidative Eigenschaften, das heißt, sie schützen die Zellen vor dem Angriff aggressiver Substanzen. Schließlich verbessern sie auch
noch die Fähigkeit des Immunsystems, Tumorzellen zu identifizieren und zu vernichten – und damit dringen sie zum
Kernproblem der Krebserkrankungen überhaupt vor.
Die wichtigsten Carotinlieferanten sind Brokkoli, Grünkohl,
Möhren, Tomaten und Aprikosen.

● Saponine
Sie verringern vor allem das Risiko von Dickdarmkrebs, in-
dem sie die Entstehung von Gallensäuren blockieren, die zu
den Hauptauslösern von Darmtumoren gehören.
Die wichtigsten Saponinlieferanten sind Weizen, Gerste,
Sojabohnen, Knoblauch und Zwiebeln.

● Glucosinolate
Diese Substanzen können die Krebsentstehung im frühen
Stadium blockieren, wirken aber auch dann noch, wenn der
Tumor bereits weit fortgeschritten ist. In hohen Dosierungen
verringern einige Glucosinolate das Brustkrebsrisiko um bis
zu 90 Prozent!

Die schwefelhaltigen Glucosinolate befinden sich vornehm-
lich in Rosenkohl, Brokkoli, Blumenkohl, Rotkohl, Sauerkraut,
Rettich, schwarzem Senf, Brunnenkresse, Meerrettich, Raps
und Kohlrabi.

● Ellagsäure
Diese zu den Phenolen gehörende Säure wirkt vor allem vorbeugend gegen Dickdarm- und Speiseröhrenkrebs, indem sie
aggressive Substanzen daran hindert, bis zum Erbgut der
dortigen Zellen vorzudringen.
Ellagsäure findet man vor allem in Brombeeren, Himbeeren,
Erdbeeren, Walnüssen und Pekannüssen.

● Quercetin
Dieses Flavonoid verringert das Risiko von Magen-, Dick-
darm- und Brustkrebs durch seine Fähigkeit, direkt am Erbgut der Zellen»anzudocken« und dort genau diejenigen Stellen zu blockieren, die sonst von krebserregenden Substanzen
attackiert würden. Darüber hinaus schützen sie die wichtigen
Anti-Krebs-Vitamine C und E vor dem Angriff freier Radikale.
Zu den quercetinreichen Lebensmitteln gehören Rotbuschtee, Zwiebeln, Grünkohl, grüne Bohnen, Äpfel, Kirschen, Brokkoli und Rotwein.

● Terpene
Die aromatischen Terpene können keinen bestehenden Krebs
mehr stoppen, doch sie besitzen eine starke vorbeugende
Wirkung gegen Magen-, Haut-, Brust- und Lungenkrebs.
Die Terpene sitzen im Pflanzenreich überall dort, wo es erfri-
schend duftet. Besonders aromatische Beispiele sind das
Menthol der Pfefferminze, das Carvon des Kümmels und das
Limonen der Zitrone und der Melisse.

● Sulfide

In China, Hawaii und Griechenland leiden die Menschen viel seltener an Magenkrebs als hierzulande, weil sie mehr sulfidhaltige Zwiebeln essen. In einem Knoblauchanbaugebiet in China ist der Magenkrebs praktisch unbekannt, genauso wie in einigen entlegenen Gebieten am Kaukasus, wo der Knoblauch zu den Hauptnahrungsmitteln gehört.

Die Sulfide verhindern durch ihren Einfluß auf bestimmte Enzyme, daß sich einige krebserzeugende Stoffe überhaupt auf den Weg zu den Zellen machen können. Die Sulfide des Knoblauchs stärken außerdem das Immunsystem; besonders interessant ist jedoch die Wirkung, die sie auf den Magen haben. Dort blockieren sie nämlich das Wachstum von Bakterien, durch die normalerweise die Bildung von Nitrosaminen in Gang gesetzt wird – jenen Stoffen also, die zu den berüchtigtsten Krebsauslösern überhaupt gehören. Mit anderen Worten: Die Sulfide des Knoblauchs packen das Krebsübel an der Wurzel, indem sie genau diejenigen Organismen ausschalten, die zu den höchsten Risikofaktoren von Krebs gehören.

● Ballaststoffe

In einer jüngst veröffentlichen Studie wurden 5287 Patienten mit Dickdarmkrebs mit 10470 gesunden Kontrollpersonen verglichen. Das Ergebnis: Je höher die Aufnahme von Ballaststoffen, desto geringer das Erkrankungsrisiko. Bei Menschen, die täglich mehr als 31 g Ballaststoffe zu sich nehmen, besteht eine um 50 Prozent geringere Wahrscheinlichkeit, an Darmkrebs zu erkranken. Experten schätzen mittlerweile, daß man allein in den USA die Zahl der Darmkrebserkrankungen um 50000 pro Jahr senken könnte, wenn man die tägliche Ballaststoffzufuhr bloß um 13 g erhöhen würde.

Ballaststoffe finden sich in allen pflanzlichen Nahrungsmitteln. Ihr Anteil liegt um so höher, je größer der Anteil an harten Fasersubstanzen in der Pflanze ist.

- Epigallocatechingallat

Dieser Stoff – abgekürzt EGCG – ist in den letzten Jahren zum »Star« der krebshemmenden Substanzen aus der Nahrung geworden. Man findet ihn in großen Mengen im grünen Tee. Er gehört zu den wirksamsten Radikalenfängern der Natur, seine Fähigkeit, aggressive freie Radikale aus unserem Gewebe herauszufischen, ist um ein vielfaches höher als die von Vitamin E und C. Darüber hinaus ist EGCG in der Lage, in bereits bestehenden Krebszellen ein bestimmtes »Selbstmordprogramm« auszulösen. Mit anderen Worten, beim Vorhandensein von EGCG verstärkt sich die Neigung der Krebszellen, sich zu verklumpen und sich rückstandslos aus dem Körper zu verabschieden (die Fachsprache bezeichnet diesen Vorgang als Apoptose).

Das Streßproblem

Als der Mensch Blutgruppe A entwickelte, veränderten sich mit seiner Ernährung auch seine sozialen Lebensumstände: aus dem relativ streßfesten Jäger wurde ein Bauer, der die Gemeinschaft mit anderen suchte und wußte, daß er nur gemeinsam mit ihnen in der Welt bestehen konnte. Sein Leben war von nun an wesentlich mehr auf Gemeinschaft und friedliches Miteinander ausgerichtet, Konflikte und Aggressionen sollten vermieden oder aber auf aggressionsarmem, diplomatischem Weg gelöst werden. Klar, daß ein Mensch mit derartigen Wertmaßstäben in der heutigen, auf Konflikt und Kampf geeichten Welt eher unter Streß gerät als etwa ein 0-Typ, der als Jäger schon eine Art natürliche Begabung zum Austragen von Konflikten besitzt.

Der A-Typ benötigt daher eine Nahrung, die ihn zumindest physiologisch – das psychische Rüstzeug muß er sich woanders holen – in die Lage versetzt, mit Streß besser umzugehen. Und das heißt konkret:

- Die Nahrung muß in großem Umfang Biostoffe zur Unter-
  stützung der Hirnarbeit enthalten.
- Die Nahrung muß das Gehirn durchgehend mit Energie
  versorgen.
- Die Speisen müssen leicht verdaulich sein, dürfen den Verdauungstrakt nicht belasten und beim Verdauungsprozeß
  nicht allzuviel Blut auf sich ziehen.
- Die Mahlzeiten müssen schmecken, dürfen jedoch nicht zu
  stark gewürzt sein, da dies einen starken Nachgeschmack
  hinterlassen könnte, der die Aufmerksamkeit auf sich zieht.
  Die Mahlzeiten sollten nicht eine Geschmacksrichtung
  überbetonen, sondern feine Geschmacksnuancen enthalten, um nicht die Sinne des Essenden abzustumpfen.
- Die einzelnen Nahrungsmittel sollten eine neutrale Symbo-
  lik besitzen. Aggressive Symbole (wie z.B. bei Fleisch) wirken streßsteigernd.

Die Biostoffe gegen den Streß

- Vitamin C

Das Vitamin unterstützt die Bildung von wichtigen Neurotrans-
mittern. Dadurch wirkt es in höheren Dosierungen als ausge-
sprochener Muntermacher. Vitamin C befindet sich in großen
Mengen in allen Zitrusfrüchten sowie in bestimmten Gemüsesorten wie Paprika, Petersilie, Tomaten und Meerrettich.

- Cholin

Dieses B-Vitamin ist der Ausgangsstoff des Neurotransmit-
ters Acetylcholin, der sozusagen auf den Brückenköpfen
sitzt, durch die die einzelnen Nervenzellen im Gehirn miteinander verbunden sind. Cholin befindet sich vor allem in Nüssen, Samen, Vollkorn und Hülsenfrüchten. Auch Fleisch und
vor allem Leber enthalten große Mengen des Vitamins, sie

sollten jedoch aufgrund ihrer schweren Verdaulichkeit in Zeiten konzentrierter Arbeit nicht auf den Tisch kommen.

● Cobalamin
Dieses B-Vitamin unterstützt den Körper bei der Eigensynthese von Cholin. Vitamin B12 befindet sich vor allem in Milchprodukten sowie in Bierhefe.

● Magnesium
Das Mineral hemmt als Gegenspieler des Kaliums alle Erregungs- und Sekretionsvorgänge. Durch Dämpfung der Nerven-Muskel-Erregbarkeit ist es genau das richtige Mittel gegen Streß, Gereiztheit und Aggressionen, die ja bekanntlich zu den größten Konzentrationshindernissen gehören. Magnesium befindet sich vor allem in Samen, Nüssen, Hülsenfrüchten und Vollkorn.

Wichtige Nahrungsmittel für Typ A

- Huhn
- Geflügel

- Hecht
- Kabeljau
- Karpfen
- Lachs
- Makrele
- Sardine

- Joghurt
- Kefir
- Schafskäse
- Ziegenkäse

- Brokkoli
- Brunnenkresse
- Chicorée
- Endivie
- Gelbe Zwiebeln
- Grüne Bohnen
- Grünkohl
- Knoblauch
- Kohlrabi
- Kopfsalat
- Kürbis
- Kürbiskerne
- Leinsamen

- Mangold
- Möhre
- Pekannüsse
- Pinienkerne
- Rosenkohl
- Rotkohl
- Sojabohnen
- Spinat
- Walnüsse

- Ananas
- Aprikosen
- Brombeeren
- Erdbeeren
- Feigen
- Grapefruit
- Himbeeren

- Kirschen
- Pflaumen
- Zitronen
- Zwetschgen

- Dinkelbrot
- Essener Brot
- Knäckebrot
- Sojabrot

- Grüner Tee
- Rotwein

- Ingwer
- Knoblauch
- Melasse
- Senf

Problematische Nahrungsmittel für Typ A

- Fleisch (mit Ausnahme von Geflügel)

- Aal
- Austern
- Froschschenkel
- Krebse
- Stark geräucherter oder gesalzener Fisch

- Butter
- Buttermilch

- Käse
- Speiseeis

- Auberginen
- Champignons
- Chinakohl
- Kartoffeln
- Kichererbsen
- Kidneybohnen
- Paranüsse
- Pistazien
- Rotkohl

- Tomaten
- Weißkohl

- Bananen
- Honigmelone
- Kokosnüsse
- Mango
- Orangen
- Papaya
- Rhabarber

- Mehrkornbrot
- Mehrkornflocken
- Pumpernickel
- Vollkornweizenbrot
- Weizenflocken
- Weizenkleie
- Weizenschrot

- Tomatensaft

- Mayonnaise

Rezepte

Zum Frühstück

- *Ingwer-Dinkel-Brei*

Ingwer zählt zu den Gewürzen, die von Typ A sehr gut vertragen werden. In jüngerer Zeit wurden auch einige medizinische Vorteile des Ingwers bekannt. So hilft er beispielsweise bei Reiseübelkeit, Blähungen, Arteriosklerose und Bluthochdruck.

Zutaten:
250 ml Kirschsaft
4 EL Dinkelgrieß
etwa 1 Dutzend Sultaninen
1 TL Ghee
1 gestrichener TL Ingwerpulver
1 Messerspitze Zimtpulver

Saft, Dinkelgrieß und Sultaninen in einem Topf unter Rühren erhitzen.

Die Gewürze und Ghee (Butterreinfett) hinzugeben, kurz aufkochen lassen.
Den Brei fünf Minuten auf kleiner Flamme quellen lassen.

- *Nußpüree (für zwei Personen)*
Auf Walnüsse reagiert der A-Typ neutral, er hat also keine Probleme damit. Aufgrund ihres hohen Mineral- und B-Vitamin-Gehalts sollten sie auf seinem Speiseplan, vor allem zum Frühstück, immer wieder einmal auftauchen.

Zutaten:
20 Walnüsse
etwa 100 g Joghurt
2 EL Olivenöl
eine Prise Zimt
etwas Salz

Alle Zutaten im Mixer grob pürieren, das Öl kommt erst am Ende hinzu.

Leicht und trotzdem herzhaft zum Mittagessen

- *Gerstenfrikadellen (für zwei Personen)*
Die Gerste zählt zu den Getreidearten, auf die der A-Typ neutral reagiert, die ihm also keinen Schaden zufügen. Gerstenfrikadellen sind vom gesundheitlichen Wert den üblichen Fleischfrikadellen weit überlegen (vor allem vor dem Hintergrund, daß Menschen mit Blutgruppe A mit Schweine- und Rinderfleisch große Probleme haben) und können auch geschmacklich durchaus mithalten.

Zutaten:
200 g gemahlene Gerste
400 ml Wasser
1 EL Gemüsebrühe

1 Zwiebel
1 Knoblauchzehe
50 g Haselnüsse, geröstet und gemahlen
Majoran
Schnittlauch
Selleriegrün
Muskatnuß

Die kleingeschnittene Zwiebel mit der Gemüsebrühe aufkochen und die feingeschrotete Gerste einrieseln lassen. Dann die Gewürze hinzufügen, alles gut vermengen und zu Frikadellen formen. Die fertigen Frikadellen werden am besten in Olivenöl gebraten.

● *Reis mit Gemüseragout (für zwei Personen)*
Im folgenden Rezept finden sich neben dem neutralen Reis mit den Möhren und dem Kohlrabi zwei Gemüsesorten, die für Menschen mit Blutgruppe A besonders gut verträglich sind.

Zutaten:
2 Tassen (jeweils ca. 200 ml) Reis
200 g geschälter Kohlrabi
200 g Möhren
1 Zwiebel
50 g Zuckerschoten
Olivenöl
200 g Joghurt
Salz
Pfeffer
geriebene Muskatnuß
Kerbel

In einem Topf den Reis in etwas heißem Olivenöl leicht anrösten, dann 4 Tassen Wasser dazugießen. Bei mittlerer Hitze garen lassen, bis das Wasser vom Reis komplett aufgesogen wurde.

In einer Pfanne die kleingehackte Zwiebel in Öl andünsten, das Gemüse zugeben. Danach 200 g Joghurt hinzugießen und 12 Minuten garen. Mit Salz, Pfeffer und Muskatnuß abschmecken. Ein halber Bund gehackte Kerbelblätter bildet den Abschluß.

Zusammen mit dem Reis servieren.

- *Ingwer-Minze-Chutney, die verdauungsfördernde Beilage zu Geflügelgerichten (ergibt etwa 2 Tassen)*
Zutaten:
150 g frische Minzeblätter
2 grüne, entkernte Chilischoten
1/2 Zwiebel
1 TL Ingwerwurzel, frisch zerrieben
2 EL Zitronensaft
3 EL Wasser
Salz
Zucker

Die halbe Zwiebel schälen und in kleine Würfel schneiden. Dann alle Zutaten in einem Mixer zu einem feinen Püree verarbeiten. Schließlich mit Salz und Zucker abschmecken.

Knackige Salate

- *Marinierter Brokkoli (für vier Personen)*
Der Brokkoli ist eine der großen vegetarischen Entdeckungen der letzten Jahre. Er gilt als regelrechte »Radikalenfänger-Bombe«, die neben zahlreichen Vitaminen auch noch Flavonoide, Carotinoide und andere sekundäre Pflanzenstoffe gegen den Krebs enthält.

Zutaten:
1 kg Brokkoli
250 ml Weißwein
3 EL Zitronensaft
2 Knoblauchzehen
3 EL Olivenöl
Salz
Pfeffer

Den Brokkoli putzen, in Röschen teilen. Den Strunk schälen und in Scheiben schneiden.
Wein, Zitronensaft und die ganzen Knoblauchzehen aufkochen, danach 10 Minuten ziehen lassen. Gemüse beigeben und darin 15 bis 20 Minuten zugedeckt garen.
Anschließend das Gemüse herausnehmen. Den Sud auf 5 EL einkochen lassen. Mit Pfeffer, Salz und Öl abschmecken. Über das noch warme Gemüse gießen.

• *Kohlrabisalat mit Möhrencreme (für zwei Personen)*
Geschmack und medizinische Wirksamkeit des Kohlrabis werden durch seine Senföle bestimmt. Diese Stoffe besitzen eine enorme antibiotische Durchschlagskraft. Das folgende Rezept ist dadurch hilfreich bei allerlei Infekten wie etwa dem Schnupfen.

Zutaten:
2 geraspelte Kohlrabi
1 Möhre
1/2 Chinakohl, in Streifen geschnitten
1 Tasse Roggensprossen
1 Tasse Mungobohnensprossen
etwas Petersilie

Für die Creme:
2 fein geraspelte Möhren
1 TL Honig
2 EL Sesamöl
Salz und Pfeffer
100 g Joghurt

Die Salatzutaten mischen und mit der Creme übergießen.

Grüner Tee

Der grüne Tee konnte in jüngerer Zeit den Beweis erbringen, daß er gegen eine ganze Reihe von Erkrankungen therapeutisch und vorbeugend wirksam ist. Vor allem beeindruckt seine Krebshemmung sowie sein senkender Effekt auf den Blutdruck. Nicht vergessen sollte man außerdem, daß er eine echte kulinarische Bereicherung für die Küche ist.

- Zubereitung ohne Kanne

Auf die Sache reduziert sowie geschirr- und zeitsparend ist die Zubereitung des Tees in der bloßen Tasse. Die medizinischen Vorzüge des grünen Tees kommen dabei voll zur Geltung, auf die beruhigende Wirkung des Zubereitungszeremoniells wird freilich verzichtet.

Das Wasser wird in einem Kessel kurz aufgekocht und 5 Minuten zum Abkühlen stehen gelassen. 1 gestrichenen Teelöffel grüne Teeblätter in die Tasse (150 ml) geben und mit dem Wasser übergießen. Nach 2 bis 3 Minuten können Sie einfach »vom Blatt weg« trinken, das heißt, die Blätter verbleiben in der Tasse, werden auch nicht umgerührt. Sie können den Aufguß noch zweimal wiederholen, das Wasser muß dazu nicht noch einmal erhitzt werden.

● Die klassische Zubereitung mit Kanne

Sie sorgt für vollendeten Genuß und die optimale Entfaltung der Wirkstoffe.

Kanne und Tassen werden mit warmem Wasser gefüllt, um sie auf die richtige Temperatur zu bringen. Dann wird das Teewasser im Kessel kurz aufgekocht und 5 bis 10 Minuten zum Abkühlen stehen gelassen.

Das warme Wasser aus der Kanne ausgießen und den grünen Tee hineingeben. Dosierung: pro Tasse 1 gestrichenen Teelöffel, ab 5 Tassen 1 gestrichenen Teelöffel pro Tasse plus 1 gestrichenen Teelöffel für die Kanne. Schließlich das heiße Wasser hinzugeben.

Die vorgewärmten Tassen leeren. Den Tee je nach den Bedürfnissen ziehen lassen. Bei 2 bis 3 Minuten wirkt er stark anregend, sein Aroma bleibt hingegen eher mild. Bei 3 bis 8 Minuten dominiert das Aroma, die anregende Wirkung fällt eher mäßig aus und wird auf eine längere Zeit gestreckt.

Dann ist es soweit: der Tee wird aus der Kanne in die Tassen gegossen. Füllen Sie henkellose Tassen lediglich zu drei Vierteln, denn Sie und Ihre Gäste sollen sie ja problemlos am oberen Rand halten können!

Die Teeblätter verbleiben in der Kanne, können zu einem zweiten und dritten Aufguß wiederverwendet werden. Da sie bereits reichlich Wasser aufgenommen haben, brauchen die nachfolgenden Aufgüsse nur noch 1 bis 2 Minuten zum Ziehen.

● Wenn der beruhigende Effekt dominieren soll

Kanne und Tassen werden wie bei der klassischen Methode vorgewärmt, das Teewasser genauso aufgekocht und zum Abkühlen stehen gelassen, auch die Dosierung bleibt dieselbe. Den ersten Aufguß lassen Sie 1 Minute ziehen und schütten ihn dann weg. Den zweiten Aufguß lassen Sie 3 Minuten ziehen, bevor Sie ihn trinken. Er enthält nur noch wenig Koffein,

dafür aber um so mehr koffeinbändigende und magenfreund-
liche Gerbstoffe.
Diese Methode des »Teewaschens« ist vor allem in China
üblich.

● Wenn der anregende Effekt dominieren soll.
Kanne und Tassen werden wie bei der klassischen Methode
vorgewärmt, das Teewasser genauso aufgekocht. Dann wird
es jedoch bis auf etwa 60 Grad (dauert 10 bis 15 Minuten, je
nach Kessel) abgekühlt. Auch die Dosierung ist etwas anders,
man nimmt 1 *gehäuften* Teelöffel pro Tasse. Der erste Aufguß
zieht gerade einmal 60 bis 90 Sekunden und wird dann sogleich getrunken. Wenn er länger zieht, schmeckt er – nach
japanischer Auffassung – »wie der Nachgeschmack eines guten Rates«.
Die Methode des anregenden Kurzaufgusses ist typisch für
den Teegenuß in Japan.

● *Apfelflip mit grünem Tee (für zwei Personen)*
Zutaten:
2 TL grüner Tee
$1/2$ l Wasser
1 kleiner Apfel
Zitronensaft
100 ml klarer Apfelsaft

Das Wasser kurz aufkochen und die Hälfte davon über die
Teeblätter gießen. 90 Sekunden ziehen lassen, dann den ersten Aufguß wegschütten. Den zweiten Aufguß 3 Minuten
ziehen lassen, abseihen und erkalten lassen.
Den Apfel waschen, entkernen und in dünne Spalten schneiden. Die Schnitten im Apfelsaft und etwas Zitronensaft ein-
legen.
Dann die Apfelspalten und den Saft in zwei Longdrinkgläser

füllen, mit dem grünen Tee auffüllen und ein paar Eiswürfel hinzugeben.

• *Avocado-Salat mit Grüntee-Creme (für vier Personen)*
Die Avocado gehört zu den Nahrungsmitteln, auf die der A-Typ neutral reagiert, sie fügt ihm also keinen Schaden zu. Aufgrund ihres hohen Vitamin-E-Anteils besitzt sie einen hohen gesundheitlichen Wert.

Zutaten:
2 weiche Avocado
1 große rote Paprika
1 Zwiebel
1 EL Zitronensaft
3 EL Olivenöl
2 Knoblauchzehen
1 EL grüne Teeblätter aus dem ersten Aufguß
Salz
Pfeffer

Die Avocados halbieren, schälen und die Kerne herauslösen, das Fruchtfleisch zu Würfeln schneiden. Die Paprika waschen, putzen und in dünne Streifen schneiden. Zwiebel schälen und fein hacken.
Avocados, Paprika und Zwiebeln miteinander vermischen.
Für das Salatdressing die Knoblauchzehen schälen. Die Teeblätter kleinhacken. Den Zitronensaft mit dem Öl und den Teeblättern verrühren, den Knoblauch dazupressen.
Schließlich das Dressing über den Salat gießen.

Zum Abendessen

- *China-Hähnchen (für zwei Personen)*

In diesem Rezept dominieren die Gewürze Ingwer und Knoblauch. Beide werden vom A-Typ sehr gut vertragen, sie fördern die Verdauung des Geflügelfleischs und sorgen dafür, daß die Mahlzeit nicht den Schlaf belastet.

Zutaten:
2 kräftige Hähnchenbrüste
80 ml Gemüsebrühe
2 ausgepreßte Knoblauchzehen
4 TL frischer, zerstoßener Ingwer
80 ml Olivenöl
80 ml Essig
1 Zwiebel
Salz
Pfeffer

Das Hähnchenfleisch zusammen mit etwas Salz und dem gemahlenen Ingwer in einer hohen Pfanne etwa 20 Minuten schmoren lassen, bis das Fleisch durch ist.
Währenddessen die Zwiebel schälen und in Ringe schneiden.
Das Fleisch schnetzeln und zusammen mit Knoblauch, Olivenöl, Essig, Zwiebelringen sowie Salz und Pfeffer (Mengen nach eigenem Geschmack) in eine Schüssel geben. Gut durchmischen und mindestens 1 Tag im Kühlschrank ziehen lassen.
Ingwer-Hähnchen schmeckt sehr gut zu Kopfsalat und Reis.
Servieren Sie es mit einem Glas Wein.

10. Der optimale Ernährungsplan für Blutgruppe B

Die besonderen Eigenschaften von Blutgruppe B

Typ B ist mit einer Blutgruppe ausgestattet, die sich in den kargen und unwirtlichen Höhen des Himalaja entwickelt hat. Entsprechend robust ist sein Immunsystem, gegenüber Atemwegserkrankungen besitzt er eine bemerkenswerte Widerstandskraft, bei bereits ausgebrochenen Krebserkrankungen hat er die besten Überlebenschancen.

Nichtsdestoweniger besitzt auch Blutgruppe B einige Schwächen. Nach Beobachtungen von Peter J. D'Adamo neigt Typ B zu nervösen Erschöpfungszuständen sowie zum chronischen Müdigkeitssyndrom und zur multiplen Sklerose. Wissenschaftlich abgesichert ist seine Anfälligkeit gegenüber Bakterien aus dem Stamm Escherichia coli. Diese Bakterien besitzen ähnliche Strukturen wie die Antigene von Blutgruppe B und schlüpfen daher dem Immunsystem des B-Typs leicht durch die Maschen. Parasiten vom Typ Escherichia coli sind beispielsweise verantwortlich für Reisedurchfall und Harnwegsentzündungen. Beiden Erkrankungen läßt sich jedoch – u.a. durch spezielle Ernährungsformen – wirkungsvoll begegnen.

Das Problem der Durchfallerkrankungen

Menschen mit Blutgruppe B werden besonders häufig von Durchfall heimgesucht, vor allem während ihres Urlaubs. Sie sind nämlich anfälliger gegenüber dem Parasiten Escherichia choli, der zu den Hauptauslösern von Durchfallerkrankungen zählt. Nichtsdestoweniger kann Typ B seine Darmprobleme schnell in den Griff bekommen. Zu beachten ist allerdings, daß Durchfall ein Symptom schwerwiegender Erkrankungen sein kann. Gehen Sie zum Arzt,

- wenn der Durchfall länger als zwei Tage dauert,
- wenn er von Fieber und Gliederschmerzen sowie von Blut im Stuhl begleitet ist,
- wenn der Durchfall kurz nach dem Aufenthalt in einem südlichen Land aufgetreten ist,
- wenn Sie komplett die Kontrolle über den Stuhlgang verlieren und es auch in der Nacht zu Darmentleerungen kommt.

Die idealen Nahrungsmittel gegen akuten Durchfall

- Heidelbeere

Sie war schon in der alten Volksmedizin als Heilmittel bei Durchfallerkrankungen bekannt. Zu ihren Wirkstoffen gehören

- Pektine zum Wasserentzug des Darminhaltes
- Gerbsäuren, die in Zusammenarbeit mit den typischen Farbstoffen der Heidelbeere Entzündungen der Darmwand attackieren
- Vitamin C zur Mobilisierung des Immunapparates und Vitamin A zur gezielten Verbesserung der immunologischen Situation in der Darmschleimhaut.

Heidelbeeren wirken getrocknet am besten gegen Durch-

fall, doch auch Heidelbeermarmelade kann durchaus sinnvoll sein, besonders bei Kindern, die ja auch geschmacklich
überzeugt sein wollen.

● Schwarze Johannisbeere
Ähnlich wie die Heidelbeere gehört die schwarze Johannisbeere zu den wirkungsvollsten Heilmitteln gegen Durchfall
überhaupt. Sie enthält vor allem
- Vitamin C
- Gerbsäuren in Verbindung mit schwarzem Farbstoff, durch
  die eine lang andauernde Beruhigung der gereizten Darm-
  wände erzielt wird
- zahlreiche Mineralien zur Regeneration der beim Durchfall
  überaktiven Darmmuskulatur.

● Karotte
Die Karotte zählt zu den wichtigsten Vitamin-A-Versorgern
überhaupt, außerdem enthält sie Pektine und Ballaststoffe,
die Wasser aus dem Darminhalt ziehen. Eine Karottendiät
dauert am besten mindestens zwei Tage, in dieser Zeit sollte
kein anderes Nahrungsmittel gegessen werden; Trinken ist
natürlich erlaubt.

● Äpfel
Spektakulär waren die Erfolge eines badischen Landarztes,
der im Ersten Weltkrieg die tückische Durchfallerkrankung
Ruhr zum Verschwinden brachte, indem er den betroffenen
Soldaten eine Apfeldiät verordnete. In den zwanziger und
dreißiger Jahren verordnete daraufhin fast jeder Arzt die Apfeldiät, um die Durchfallerkrankungen seiner Patienten in
den Griff zu bekommen. Heute wollen die meisten Mediziner
davon leider nichts mehr wissen, obwohl Apfeldiäten gerade
bei Kindern besonders erfolgreich sind und so gut wie keine
Nebenwirkungen auftreten.

Wichtig ist, daß die Äpfel mitsamt der Schale verzehrt werden, denn dort sitzen die entscheidenden Biostoffe, die Pektine. Achten Sie jedoch auf allergische Reaktionen! Heutzutage befinden sich nämlich in den Apfelschalen leider sehr viele Schadstoffe, z.B. Insektizide.

Die Apfeldiät:

Essen Sie alle zwei Stunden ein paar zerkleinerte, ungeschälte Apfelstückchen und sonst nichts! Trinken ist freilich erlaubt. Die ersten Erfolge spüren Sie bereits nach einigen Stunden, Ihr Stuhl wird fester und der Drang zur Darmentleerung läßt deutlich nach. Die Diät darf bei Kindern (Mindestalter vier Jahre) zwei Tage, bei Erwachsenen auch vier Tage betragen. Mangelerscheinungen sind kaum zu befürchten, da es sich beim Apfel ja um ein recht vollwertiges Nahrungsmittel handelt.

Das Problem der Blasen- und Harnwegsentzündungen

Harnwegsentzündungen äußern sich durch plötzlich zunehmenden Harndrang, wobei die abgegebenen Urinmengen jedoch nur gering sind. Außerdem kommt es zu Schmerzen beim Wasserlassen, der Urin ist trübe verfärbt. Menschen mit Blutgruppe B sind überdurchschnittlich häufig von Entzündungen der Harnwege und der Blase betroffen, da ihr Immunsystem den Hauptauslöser Escherichia coli nur unzureichend bekämpfen kann.

Die idealen Nahrungsmittel gegen Harnwegs- und Blasenentzündungen

● Brunnen- und Kapuzinerkresse
Bereits der Verzehr von 10 g dieser beiden Pflanzen sorgt dafür, daß der Körper mit bis zu 80 mg antibiotischen Wirkstoffen versorgt wird, wovon es immerhin noch 100 mcg (Mikrogramm) schaffen, bis zu den Harnwegen und zur Blase durchzukommen. Das sind Quoten, die mit den chemischen Antibiotika durchaus mithalten können.
Darüber hinaus enthalten die beiden Kressen sehr viel Vitamin C und Carotinoide. Sie eignen sich vor allem als Gewürz zu Brotaufstrichen, Saucen und Salaten.

● Himbeeren
Sie enthalten Phenolsäuren, die bei Harnblasenentzündungen antibiotische Eigenschaften entwickeln. Von großer Bedeutung ist außerdem ihr hoher Wassergehalt sowie die hohen Vitamin-C-Werte.
Himbeeren lassen sich vielseitig verwenden oder einfach nur solo – ohne andere Obstsorten – essen. Die Sammelzeit beginnt im August. Übrigens passen Himbeersträucher in jeden Garten, sie eignen sich auch als Zierstrauch. Die Beeren helfen außerdem nicht nur gegen Blasenentzündung, sondern auch bei Verstopfungen und Rheuma.

Das CFS-Syndrom der chronischen Müdigkeit

Die Symptome der chronischen Müdigkeit (abgekürzt CFS – Chronic Fatigue Syndrom) lassen sich am besten mit dem berüchtigten »Kater« nach einer durchzechten Nacht vergleichen: Mattigkeit, Kopf- und Gliederschmerzen, Schwindel, Konzentrationsstörungen – nur daß diese Symptome beim

CFS eben nicht nach einigen Stunden verschwinden, sondern über Monate andauern können.

Im fortgeschrittenen Stadium bekommt der Patient Probleme mit den trivialsten Dingen des Alltags. Duschen, Ankleiden, Frühstücken, erst recht das Lesen von Büchern – alles fällt ihm schwer, weil er sich nicht mehr auf die einzelnen Bewegungsabläufe konzentrieren kann.

Über die Ursachen der Erschöpfungskrankheit sind sich die Wissenschaftler noch nicht endgültig im klaren. Hauptverdächtiger ist ein Mikroorganismus mit dem Namen Epstein-Barr-Virus, ein Verwandter des Aids-Auslösers HIV. Allerdings haben ungefähr 80 Prozent aller Menschen diesen Virus in ihrem Körper und nur die wenigsten erkranken wirklich am Müdigkeitssyndrom.

Der Naturmediziner Peter D'Adamo hält daher das CFS weniger für eine Viruserkrankung als für eine Erkrankung der Leber, die deshalb nicht mehr imstande ist, chemische Stoffe ausreichend zu entgiften. In der Folge kommt es dann seiner Meinung nach zu immunologischen Defekten, die schließlich den unterschiedlichsten Viren – also auch Epstein-Barr-Viren – den Weg in den Organismus erleichtern. Therapeutisches Ziel kann es daher nur sein, die Leber durch eine blutgruppenangepaßte Diät zu entlasten. Diese Maßnahme verspricht besonders bei B-Typen großen Erfolg.

Wichtige Nahrungsmittel für Typ B

- Hammel
- Kaninchen
- Lamm
- Wild
- Hecht
- Heilbutt
- Kabeljau
- Lachs

- Makrele
- Sardine
- Stör

- Joghurt
- Kefir
- Magermilch
- Käse (mit Ausnahme von Schmelz- und Blauschimmelkäse)

- Auberginen
- Blumenkohl
- Brokkoli
- Chinakohl
- Kidneybohnen
- Mandeln
- Möhren
- Paprika
- Petersilie
- Rosenkohl
- Rote Beete
- Rotkohl
- Walnüsse
- Weißkohl

- Ananas
- Apfel
- Bananen
- Himbeeren
- Papaya
- Pflaumen
- Weintrauben
- Zitronen
- Zwetschgen

- Essener Brot
- Hirsebrot
- Puffreis
- Reis
- Reiswaffeln

- Grüner Tee
- Wein

- Cayennepfeffer
- Dill
- Ingwer
- Pfefferminze
- Salbei

Problematische Nahrungsmittel für Typ B

- Ente
- Gans
- Huhn

- Innereien
- Schweinefleisch

- Aal
- Anchovis
- Austern
- Krebse, Langusten, Hummer und Garnelen
- Tintenfisch

- Schmelzkäse
- Speiseeis

- Artischocken
- Augenbohnen
- Avocados
- Cashewnüsse
- Erdnüsse
- Grüne Linsen
- Haselnüsse
- Kürbiskerne
- Mais
- Mohn
- Pinienkerne

- Pistazien
- Radieschen
- Sesam
- Tomaten

- Granatäpfel
- Kokosnuß
- Rhabarber

- Cornflakes
- Gerste
- Maismehl
- Mehrkornbrot
- Roggenbrot
- Vollkornweizenbrot
- Weizenkeime
- Weizenkleie

- Tomatensaft

- Gelatine
- Zimt

Rezepte

Zum Frühstück

- *Himbeer-Joghurt-Gelee*

Ein ideales Frühstück, das nicht nur die Darmfunktionen stabilisiert, sondern darüber hinaus auch antibiotische Kräfte besitzt. Es eignet sich daher zur Therapieunterstützung bei Infekten wie Erkältungen, akuten Darmkoliken sowie Entzündungen der Harnwege und der Blase.

Zutaten:
250 g Himbeeren
3 TL Agar-Agar (ein pflanzliches Dickungsmittel)
2 Becher Joghurt
50 g Honig

Die geputzten Früchte pürieren, das Dickungsmittel mit einem Schneebesen unterrühren und alles zusammen kurz aufkochen lassen. Dann kommen der Honig und der Joghurt hinzu. Eine besondere Pointe: Füllen Sie die den Himbeer-Gelee in Gläser und setzen Sie dann noch als Krönchen ein paar frische Himbeeren obenauf!

● *Dattel-Feigen-Müsli (für eine Person)*
Der B-Typ hat Probleme mit klassischen Müslizubereitungen aus Cornflakes, Weizen, Gerste und Roggen. Hier bietet sich ihm mit Datteln und Feigen eine ebenso bekömmliche wie gesunde Alternative.

Zutaten:
2 getrocknete Datteln
2 getrocknete Feigen
1 frische Banane
1 EL gehackte Mandeln
150 ml Vollmilch
1 gestrichener TL gemahlener Kardamom

Die Trockenfrüchte am Abend in warmes Wasser zum Einweichen geben, am nächsten Morgen in kleine Stücke schneiden. Die Banane schälen und in dünne Scheiben schneiden.
Alle Früchte miteinander vermischen, die Milch mit Kardamom vermischen und darübergießen.

• *Ziegenkäse Provence für den gesunden Brotbelag*
Zutaten:
100 g Quark (20 oder 30 % Fett)
100 g Ziegenfrischkäse
1 Knoblauchzehe
1 TL gehackte Basilikumblätter
1 Messerspitze Oregano
Pfeffer
Salz

Quark und Ziegenkäse zu einer glatten Creme verrühren.
Den ausgepreßten Knoblauch, Oregano und Basilikum hinzufügen, mit Salz und Pfeffer abschmecken.

Leicht und trotzdem herzhaft zum Mittag

• *Auberginen mit Joghurt und Rosenpaprika (für vier Personen)*
Zutaten:
500 g Auberginen
1 EL Olivenöl
400 g Joghurt (3,5 % Fett)
1 gestrichener TL Rosenpaprika
2 EL gehackter Schnittlauch
Salz

Die Auberginen von den Stengelansätzen befreien, waschen, schälen und in große Würfel schneiden.
Das Öl im Schmortopf erhitzen, die Auberginen hineingeben und bei geschlossenem Deckel etwa 15 Minuten dünsten. Nach Bedarf etwas Wasser zugeben.
Währenddessen den Joghurt mit Rosenpaprika und Schnittlauch verrühren. Mit Salz abschmecken.
Die Auberginenwürfel herausholen, abkühlen lassen und mit dem Joghurt vermengen.

● *Salbei-Kalbsschnitzel für den Feinschmecker*
Kalbfleisch zählt zu den Nahrungsmitteln, die für den B-Typ neutral sind, also keinerlei schädliche Wirkung auf ihn haben. Der Salbei gibt dem Ganzen eine pikante Note und macht es bekömmlicher.

Zutaten:
1 Kalbsschnitzel pro Person
4 frische Salbeiblätter pro Person

Die Schnitzel der Länge nach aufschneiden und mit frischen Salbeiblättern füllen. Dann den Schnitt mit Zahnstochern verschließen und die Schnitzel braun anbraten.
Salbei-Füllungen machen Fleisch nicht nur bekömmlicher, sondern geben ihm auch eine aromatisch-frische Geschmacksnote.
Zu dem Schnitzel servieren Sie am besten frischen Salat.

● *Indonesischer Gemüsereis (für zwei Personen)*
Beim indonesischen Gemüsereis können Sie anstelle von Zucchini auch Brokkoli nehmen.

Zutaten:
300 g Naturreis
1 Zucchini, mittelgroß
1 rote Paprikaschote
1 Lauchstange, mittelgroß
1 kleine Zwiebel
100 ml Gemüsebrühe
2 EL Pflanzenöl
2 Knoblauchzehen
1 Messerspitze Ingwer-Pulver
1 gestrichenen TL Kurkuma-Pulver
1 EL gehackte Petersilie
1 EL Sojasauce

Den Reis kochen, bis er fest und körnig ist.
Paprika waschen, entkernen und in kleine Streifen schneiden; Zucchini schälen und in kleine Scheiben schneiden; Lauch waschen, halbieren und in Streifen schneiden; Zwiebel schälen und kleinschneiden.
Öl in der Pfanne erhitzen. Gepreßten Knoblauch und Zwiebelstücke darin kurz anbraten, dann Kurkuma und Ingwer hinzufügen und unter Rühren kurz anrösten.
Paprika, Zucchini und Lauch hinzufügen und kurz anbraten, mit Gemüsebrühe aufgießen und 6 Minuten lang köcheln lassen.
Reis und Soja-Sauce zum Gemüse geben, alles gut vermischen und braten, bis der Reis heiß ist. Am Ende mit Petersilie garnieren.
Der indonesische Gemüsereis reicht als vollständiges Gericht, geben Sie – je nach Geschmack – ein paar TL Crème fraîche oder Joghurt hinzu, um ihn sahniger zu machen.

Knackige Salate

• *Endiviensalat mit Walnüssen und Cayennepfeffer*
Cayennepfeffer stammt vom Nachtschattengewächs »Capsicum frutescens«, er konnte in jüngster Zeit im Labor seine vorbeugende Kraft gegen Darmkrebs unter Beweis stellen. Er zählt zu den Gewürzen, die für den B-Typ sehr gut bekömmlich sind und seine Verdauung unterstützen.

Zutaten:
1 Endiviensalat (500–800 g, bei Treibhausware
nehmen Sie 2 Köpfe)
1 rote Paprika
1 Zwiebel
1 ausgepreßte Knoblauchzehe
2 EL Apfelessig

3 EL Walnußöl
1 gestrichener TL gemahlener Cayennepfeffer
1 gestrichener TL gemahlener Kreuzkümmel

Die Paprikaschote waschen, entkernen und in dünne Streifen schneiden, die Walnüsse zerkleinern.
Für die Sauce Zwiebel schälen und in kleine Stücke hacken. Essig und Öl verrühren. Zwiebel, Paprikastreifen, Walnußstückchen und Cayennepfeffer hinzufügen. Noch einmal verrühren.
Den Endiviensalat putzen und in einzelne Blätter zerteilen. Die Blätter sorgfältig waschen und trockenschleudern. Dann in kleine Stücke zerzupfen und in eine große Schüssel geben. Schließlich die Sauce über den Salat gießen, gut durchmischen.

Kefir

Der aus dem Kaukasus stammende Kefir wurde lange Zeit als regelrechtes Wundermittel gefeiert, das gegen alle möglichen Krankheiten helfen soll. Vieles davon ist Legende. Neuere Untersuchungen belegen jedoch, daß er wie kaum ein anderes Nahrungsmittel unsere Darmflora stabilisiert. Für den B-Typ mit seiner besonderen Anfälligkeit gegenüber schädlichen Darmbakterien stellt er dadurch einen wichtigen Bestandteil auf dem Speiseplan dar.

● *Himbeer-Kefir-Creme (für vier Personen)*
Zutaten:
300 g Himbeeren
100 ml Rahm, geschlagen
300 g Kefir
Vanille und Zimt

Die Himbeeren mit der Gabel zerdrücken, den Kefir mit Zimt und Vanille abschmecken und mit dem Himbeermus vermischen.
Den Schlagrahm unterziehen. Kalt servieren.

● *Bananen-Mandel-Kefir (für zwei Personen)*
Zutaten:
1 Banane
2 TL Mandelmus
1 Vanilleschote
2 TL Honig
250 g Kefir, Vollfettstufe

Die Banane schälen, in Stücke brechen und in den Mixer geben. Mandelmus, Honig und Kefir hinzufügen.
Das Mark aus der Vanilleschote kratzen und ebenfalls zugeben. Dann alles zusammen pürieren und mit ein paar Eiswürfeln sofort servieren.

● *Ayran (für vier Personen)*
Zutaten:
300 g Bioghurt
300 g Kefir
200 ml Wasser
Salz
1 kleines Bund Pfefferminze

Joghurt, Kefir und Wasser im Mixer vermischen. Mit Salz abschmecken. Die Pfefferminze waschen und die Blättchen abzupfen.
Die Joghurt-Kefir-Mischung in vier Gläser füllen, die Pfefferminzblätter kleinhacken und über die einzelnen Portionen streuen.

Einige Leckereien für Blutgruppe B

- *Gurken-Dill-Kaltschale für heiße Tage (für vier Personen)*
Dill ist eine »Mineralbombe«. Mit 7 % – bezogen auf seine Trockenmasse – hält er innerhalb der Gewürzpflanzen den Mineralrekord. Überragend sind mit 647 mg und 230 mg auf 100 g Kraut die Kalium- und Kalziumanteile von Dill. Aufgrund dieser Werte zählt er zu den harntreibenden Mitteln, gleichzeitig hilft er bei Knochenschwund. Weiterhin erwähnenswert sind seine Anteile an Zink, Eisen und Jod. Dadurch macht Dill die Haut geschmeidig und weich, er unterstützt außerdem das Immunsystem und das Blutbild, schließlich bildet er einen natürlichen Schutz vor jodmangelbedingter Kropfbildung.

Zutaten:
2 kleine Gurken
100 g Schafskäse
200 ml Gemüsebrühe
1 Bund frischer Dill
200 g Kefir
1 EL Zitronensaft
Salz
weißer Pfeffer

Die Gurken schälen und zu Würfeln schneiden.
Zwei Drittel davon mit Schafskäse und Gemüsebrühe pürieren.
Den Dill hacken und zusammen mit den restlichen Gurkenstücken, dem Kefir und dem Zitronensaft unter die Suppe rühren. Am Schluß mit Salz und Pfeffer abschmecken.
Kalt servieren. Als Garnitur kann man kleine Toaststücke und etwas Schnittlauch auf die einzelnen Portionen streuen.

- *Blumenkohlsuppe mit Muskat (für vier Personen)*

Der Blumenkohl ist für den B-Typ sehr bekömmlich. Die Muskatnuß enthält große Mengen an Fetten und ätherischen Ölen. Sie wirken ähnlich wie die Wirkstoffe der Fichtennadeln, also äußerlich angewendet hautreizend und durchblutungsfördernd, innerlich und über die Einatmung angewendet schleimlösend und leicht antibiotisch.

Zutaten:
1 großer Blumenkohl (700 bis 1000 g)
1 Zwiebel
2 bis 3 EL Butter (je nach Menge des Gemüses)
750 ml Gemüsebrühe
1 gestrichener TL geriebene Muskatnuß
1 EL zerhackter Dill
2 EL Zitronensaft
150 g Crème fraîche
100 g Sahne
Salz
Pfeffer

Die Zwiebel schälen und kleinschneiden. Blumenkohl putzen, waschen und in Röschen teilen.

Zwiebel in der erhitzten Butter andünsten. Die Blumenkohlröschen hinzufügen und ebenfalls andünsten. Mit der Brühe aufgießen und alles 15 Minuten bei mittlerer Hitze köcheln lassen.

Dann den Blumenkohl pürieren. Das Püree mit Muskat und Zitronensaft würzen, Crème fraîche und Sahne hineinrühren. Schließlich kurz aufkochen, mit Salz und Pfeffer abschmekken. Der Dill wird über die einzelnen Portionen gestreut.

Zum Abendessen

• *Kalte Kressesauce mit Pellkartoffeln (für zwei Personen)*
Dieses Rezept ist nicht nur lecker, sondern auch sehr gesund und sogar therapeutisch wirksam. Denn die Brunnenkresse enthält antibiotische Stoffe, die bei Infekten wie etwa einer Blasenentzündung (beim B-Typ sehr häufig!) helfen können.

Zutaten:
2 EL Brunnenkresse
100 g Magerquark
150 ml Joghurt oder Schmand
30 g Butter
1 Knoblauchzehe
Salz
500 g Kartoffeln

Während die Kartoffeln in der Schale gedämpft werden, wird die Sauce zubereitet. Dazu werden Quark und Joghurt vermischt, mit Salz abgeschmeckt. Erst jetzt kommen die Kresse und der gepreßte Knoblauch hinzu. Zum Schluß wird die Butter schaumig gerührt und langsam in die Sauce gemischt.
Tragen Sie die heißen, geschälten Kartoffeln und die Sauce getrennt auf.

• *Basilikumfladen für das leichte Abendessen*
  (für zwei bis vier Personen)
Die ätherischen Öle des Basilikums wirken in hohem Maße antibiotisch, vor allem gegenüber Bakterien. Darüber hinaus helfen sie bei Verkrampfungen im Unterleib infolge von Menstruationsbeschwerden oder Verdauungsproblemen. Die positiven Wirkungen auf den Darmtrakt werden durch seine Gerbstoffe noch weiter verstärkt.
Mit 7,3 mg auf 100 g gehört Basilikum außerdem zu den Ei-

senlieferanten der ersten Qualität. Er eignet sich dadurch zur Behandlung und Verhütung von Blutarmut.

Zutaten:
2 EL zerkleinerte Basilikumblätter
1 TL Liebstöckel
300 g Weizenmehl (Typ 405)
Salz
300 ml Wasser
6 EL Ghee (Butterreinfett)

Aus Mehl, Salz, Wasser und den Gewürzen einen glatten Teig kneten und zu mandarinengroßen Kugeln formen.
Die Kugeln sorgfältig platt walzen.
Etwas Ghee in der Pfanne erhitzen, die Fladen beidseitig mit Ghee bestreichen. Dann braten, bis sie eine goldbraune Farbe haben. Falls die Fladen dabei zuviel Fett schlucken, etwas Ghee nachgeben.

• *Emmentalercreme mit Paprika*
Menschen mit Blutgruppe B haben in der Regel nur wenig Probleme mit Milchprodukten (im Unterschied zu den anderen Blutgruppen). Das folgende Rezept wird außerdem noch durch die Beigabe von Cayennepfeffer und Kümmel in seiner Bekömmlichkeit für Typ B aufgewertet.

Zutaten:
200 g Emmentaler
200 g Magerquark
4 EL Bioghurt
1 Zwiebel
1 Messerspitze Kümmel
1 Messerspitze Cayennepfeffer
1 TL Paprikapulver, edelsüß
Salz

Emmentaler, Sahnequark und Bioghurt zu einer Creme verrühren. Schließlich die Gewürze dazugeben, noch einmal verrühren und mit Salz abschmecken.

Durchfallmedizin aus der Küche

- *Apfelbrei mit Salbei (für eine Person)*

Der Salbei gehört wie der Apfel zu den Anti-Durchfall-Medi-
kamenten der ersten Wahl. Die im Salbei enthaltene Ros-
marinsäure blockiert Enzyme, die am Zustandekommen von
Entzündungsreaktionen beteiligt sind. Sein Wirkstoff Salvin
wirkt antibiotisch.

Zutaten:
2 bis 3 süßsaure Äpfel (z. B. Jonagold)
1 TL Honig
1 TL zerkleinerte Salbeiblätter
1 EL Butter
1 Messerspitze Paprika, edelsüß

Die Äpfel schälen, entkernen, kleinschneiden und mit einer
kleinen Menge Wasser zu Mus zerkochen.
Honig, Salbei und Butter einrühren, mit Paprika abschmekken und etwa 10 Minuten ziehen lassen.
Apfelbrei mit Salbei hilft nicht nur gegen Durchfall, er kann
auch ganz normal zu Wild- oder Kaninchenbraten serviert
werden.

11. Der optimale Ernährungsplan für Blutgruppe AB

•••••••••••••••••••••••

Die besonderen Eigenschaften von Blutgruppe AB

Der AB-Typ entstand wahrscheinlich erst vor etwa 1000 Jahren. Dementsprechend ist er eigentlich an unsere modernen Lebensformen von allen Blutgruppen am besten angepaßt. Andererseits ist der AB-Typ doppelt mit Blutgruppen-Antigenen ausgerüstet, und dies bedeutet, daß man bei ihm sowohl Eigenschaften des Typs A erwarten darf, als auch solche, die für Typ B charakteristisch sind.

Ähnlich wie Typ A produziert der Typ AB zuwenig Magensäure zur Verdauung von tierischen Proteinen, er sollte daher ebenfalls auf eine eingeschränkte Fleischzufuhr achten. Bei der Auswahl des Fleisches muß hingegen sein B-ähnliches Erbe berücksichtigt werden. Menschen mit Blutgruppe AB vertragen Hammel, Kaninchen, Lamm, Truthahn und Fasan, auf Schweine- und Rindfleisch sowie auf Huhn, Gans und Ente reagieren sie problematisch.

Einfacher verhält es sich beim AB-Typ hinsichtlich der Milchprodukte, die er recht gut verträgt; Kefir und Joghurt sollten bei ihm als Stabilisatoren des Verdauungssystems keinesfalls auf dem Speisezettel fehlen. Auch Getreideprodukte verträgt er im allgemeinen recht gut, allerdings sollten AB-Menschen mit Beschwerden in den Atemwegen (wie z.B. Asthma) ihren Weizenkonsum einschränken, da er zu einer verstärkten Schleimhautproduktion in den Bronchien führen kann.

Menschen mit Blutgruppe AB besitzen ein vergrößertes Risiko, an Magenschleimhautentzündungen zu erkranken. Das gilt es in der Ernährung zu berücksichtigen. Auch das Krebsrisiko ist bei Typ AB erhöht, allerdings nicht ganz so stark wie bei Typ A. Deutlich häufiger leiden AB-Typen aber an nichtviralen Atemwegserkrankungen, vor allem an Bronchitis. Auch Spul- und Bandwürmer sowie Candida-Pilze scheinen sich zu Blutgruppe AB »hingezogen« zu fühlen, durch eine entsprechende Ernährung kann man das Problem jedoch durchaus in den Griff bekommen.

Das Gastritis-Problem

Die Gastritis zeigt sich in leichteren Fällen als Sodbrennen, Völlegefühl (auch bei leerem Magen), Aufstoßen und Appetitlosigkeit. In schweren Fällen kommen Schmerzen im Oberbauch, außerdem noch Magenkrämpfe, Durchfall, Blähungen und Verstopfungen hinzu. Nach stärkerem Alkoholgenuß besteht Neigung zum Erbrechen.

Immer noch grassiert in der Medizin die Theorie, daß Ulcus und Gastritis durch eine Überproduktion von Magensäure provoziert würden, und daß diese Überproduktion wiederum die Folge von psychischen Belastungen oder falscher Ernährung sei. Und so werden auch immer noch fleißig Medikamente verschrieben, die den Säuregehalt im Magen zu reduzieren versuchen. Doch diese Mittel haben nur wenig Aussicht auf Erfolg: 95 Prozent der Patienten, die mit den Hemmern behandelt worden sind, haben zwei Jahre später wiederum eine Entzündung oder sogar ein Geschwür in ihren Magenwänden.

Jüngere Untersuchungen scheinen aber keinen Zweifel mehr daran zuzulassen, daß ein Mikroorganismus namens helicobacter pylori an der Entstehung der Krankheit schuld ist.

Seine Chancen werden um so größer, je schwächer das Immunsystem des betreffenden Menschen ist, und dies hängt wiederum entscheidend von der Psyche ab.

Menschen mit Blutgruppe AB zeigen eine verstärkte Neigung zur Gastritis. Es muß vermutet werden, daß ihr Immunsystem den Helico-pylori-Parasiten nicht ausreichend zu attakkieren vermag.

Die richtige Ernährung zur Therapieunterstützung und Vorbeugung der Gastritis

● Obacht beim Alkohol!

Alkoholische Getränke wurden hinsichtlich ihrer Wirkung auf die Gastritis lange Zeit überschätzt. Tatsache ist, daß es keinen wissenschaftlichen Beweis dafür gibt, daß gemäßigter Alkoholkonsum zum Essen die Magenwände in irgendeiner Weise schädigt. Tatsache ist aber auch, daß Alkoholiker überdurchschnittlich häufig an Erkrankungen des Magens leiden. Unser Tip: Sie brauchen keinen weiten Bogen um den Alkohol zu machen, sollten jedoch versuchen, den Konsum auf alkoholschwächere Genußmittel wie Bier und Wein sowie auf die Mahlzeiten zu beschränken. Auf keinen Fall aber dürfen Sie Medikamente mit alkoholischen Getränken zusammen einnehmen!

● Meiden Sie unverträgliche Speisen!

Zu den Nahrungsmitteln, die bei Patienten mit akuter Gastritis oder Magengeschwüren in der Regel Beschwerden verursachen, gehören Kaffee (der allerdings grundsätzlich von gesunden AB-Typen sehr gut vertragen wird!), stark gewürzte Mahlzeiten (vor allem Pfeffer und Chili!) sowie Lebensmittel mit einem hohen Gehalt an ätherischen Ölen (z.B. Zwiebeln). Viele Patienten haben auch Probleme mit fritierten Speisen (vor allem Pommes frites) und sehr fetthaltigem Essen wie etwa Sahnetorte, Braten und deftigen Saucen.

● Teilen Sie die Mahlzeiten besser ein!
Grundsätzlich gilt: 5 kleinere Mahlzeiten sind besser als drei große! Günstig ist eine Aufteilung in
1) Frühstück (zwischen 6 und 8 Uhr)
2) zweites Frühstück (zwischen 9 und 10 Uhr)
3) Mittag (zwischen 12 und 13 Uhr)
4) Nachmittagssnack (zwischen 15 und 16 Uhr)
6) Abendessen (zwischen 18 und 19 Uhr)
Mahlzeiten ein oder zwei Stunden vor dem Schlafengehen sind in jedem Fall zu vermeiden, da der Magen die Speisen erst verdaut und dann seinen Säureüberschuß beim liegenden Patienten in die Speiseröhre hinaufschickt. Dadurch kann es zum Aufstoßen und zu Entzündungen der Speiseröhre kommen.

Nahrungsmittel gegen die Gastritis

● Papaya
Die Papaya-Früchte wachsen auf Bäumen, zählen zu den Feigengewächsen und sehen aus wie Melonen. Sie zeichnen sich aus durch einen hohen Gehalt an Papain, das nicht nur die Verdauung fördert, sondern auch bereits bestehende Entzündungen der Magenschleimhaut lindern kann. Zu ihren weiteren wichtigen Biostoffen gehören die Carotinoide (Vorstufen von Vitamin A) und Vitamin C, die beide als Schutzfaktor für die Magenwände gelten.
Die Papaya eignet sich zum Ein-Frucht-Dessert, für das man die Frucht in Streifen schneidet und mit Honig nachsüßt. In Kombination mit anderen Fruchtsorten schmeckt sie ebenfalls gut; achten Sie als Gastritiker jedoch darauf, daß Sie Ihren Obstsalat nicht zu sauer anrichten!

● Die richtigen Gewürze
Scharfe Gewürze wie Paprika, Pfeffer und Curry sollten nur
in geringen Mengen verwendet werden. Absolut tabu sind
Cayennepfeffer und Chili. Für Gastritiker geeignet sind hin-
gegen Dill, Petersilie, Thymian, Majoran, Estragon, Muskat,
Salbei und Basilikum.

● Weißkohlsaft
Der amerikanische Arzt Carnett Cheney erzielte große Erfolge bei der Behandlung von Magenschleimhautentzündungen sowie Magen- und Zwölffingerdarmgeschwüren, indem
er seine Patienten einer Weißkohlsaftdiät unterzog. Die Wirksamkeit des Saftes begründet sich im hohen Gehalt an S-Me-
thylmethionin, das einen effektiven Schutz in den Magenwänden aufbaut.
Den Kohlsaft gewinnt man am besten durch eine elektrische
Saftpresse oder Zentrifuge. Eine Alternative ist die Saftge-
winnung durch einen Fleischwolf. Der Kohl wird dabei im
Wolf zerkleinert, die durchgedrehte Masse wird in ein Tuch-
säckchen gefüllt und einfach ausgedrückt. Um auf Nummer
Sicher zu gehen, fügen Sie dem Saft noch etwas Kümmel
hinzu, um Blähungen zu vermeiden.
Die Weißkohlsaftdiät kann bis zu einer Woche dauern; während dieser Zeit sollten Sie Ihre übliche Kalorienzufuhr um
mindestens die Hälfte reduzieren, außerdem sollte hochwertige Pflanzenkost (vor allem Äpfel, Möhren, Papaya) in Kombination mit jodhaltigen Nahrungsmitteln wie Fisch (aber
keine Fertiggerichte!) und Milchprodukten im Vordergrund
stehen.

● Möhren
Kein Nahrungsmittel versorgt unseren Körper mit vergleich-
baren Mengen an Vitamin A (ein wichtiger Schutzfaktor für
die Magenschleimhaut!). Ebenfalls beachtlich ist ihr Gehalt

an Folsäure. Dieses Vitamin unterstützt die Resorption von Vitamin C und Vitamin B12.

Schließlich zählt die Möhre zur echten Schonkost. Sie enthält viele Biostoffe, jedoch wenig Fett, wenig Kalorien und wenig Eiweiße – und stellt dadurch die Magenwände des Gastritikers vor keine großen Probleme. Beachtlich ist auch ihr hoher Jodanteil, der die Möhre zur idealen Ergänzungsnahrung bei einer Weißkohlsaftdiät macht.

● Milch
Erstaunlich: Laut einer amerikanischen Untersuchung leiden milchtrinkende Raucher erheblich seltener an Bronchitis als Raucher, die keine Milch trinken. Wahrscheinlich schützen die Stoffe der Milch vor dem Fraß der beim Rauchen entstehenden freien Radikale. Beim Nichtraucher entfaltet Milch keine vorbeugende Wirkung gegen Bronchitis.

Das Bronchitis-Problem

Die Bronchitis beginnt mit einem Brennen in der Brust und trockenem, schmerzhaftem Reizhusten. In dieser Phase hat eine Therapie die besten Erfolgsaussichten. Später verstärkt sich der Husten. Nach einigen Tagen wird der Schleim in den Bronchien locker und wird mit dem Husten abgegeben.

Bei der Bronchitis handelt es sich um eine akute oder chronische Entzündung der Bronchien, sehr oft infolge einer Erkältung, eines grippalen Infekts oder einer Grippe. Zu den stärksten Risikofaktoren gehört das Rauchen; AB-Typen besitzen aufgrund ihrer verstärkten Schleimbildung ebenfalls eine starke Neigung zur Bronchitis.

Die idealen Nahrungsmittel gegen Bronchitis

● Honig

Er enthält einige antibiotische Stoffe, doch für den Bronchial-kranken ist vor allem seine weiche Konsistenz günstig. Honig vermittelt dem Betroffenen sehr angenehme Gefühle, er legt sich wie ein Schutzfilm über die durch Husten gereizten Rachenbereiche.

● Anis

Anis wirkt entkrampfend auf die Muskeln der Atemwege. Das Doldengewächs gehört zu den ältesten Heilpflanzen überhaupt. Bereits Pythagoras und Hippokrates rühmten seine Kräfte als hustendämpfendes Mittel.

Die Wirkung von Anis beruht in erster Linie auf dem ätherischen Öl, das zum Teil über die Lunge abgeatmet wird und dabei die Flimmertätigkeit in den Atemwegen unterstützt. Seine Wirkung kann man noch verbessern, indem man die Anisfrüchte mit Huflattichblättern und Holunderblüten kombiniert. Aus den drei Pflanzen läßt sich mit Hilfe von Honig ein leckerer Tee zubereiten.

● Quitte

Die Kerne und das Fleisch der Quitte enthalten überdurchschnittlich viel Pflanzenschleim, der sich wie ein Schutzfilm über die oberen Atemwege legt. Darüber hinaus enthält die Frucht große Mengen an Vitamin C, Zink und Jod.

Die Quitte ist für die Küche in besonderem Maße geeignet, denn wegen ihres hohen Gehalts an Pektinen braucht man kaum Gelierstoffe, um sie einzukochen. Für das Einkochen sollte übrigens ein Dampfsieb und nur wenig Wasser verwendet werden.

Das Candida-Problem

Candida-Infektionen gehören zu den drängenden Problemen der Gegenwart. Immer mehr Menschen werden von diesen zu den Hefepilzen zählenden Parasiten heimgesucht und leiden dabei unter den unterschiedlichsten Symptomen. Der berüchtigtste und häufigste Krankheitsauslöser ist Candida albicans. Er lebt oft in feuchten Körperräumen wie Achselhöhlen, Mund, Vagina und Darm, ohne dort Schaden anzurichten. Bei geschwächtem Immunsystem oder unter dem Einfluß von Antibiotika kann er jedoch zu schweren Erkrankungen wie Soor (weiße Flecken auf Mund- und Rachenschleimhaut sowie Risse in den Mundwinkeln), Vaginalmykosen (Rötungen, Schwellungen und Juckreiz der Scheidenschleimhaut), schweren Hautentzündungen, Darmgeschwüren, blutigem Durchfall, Fieber und sogar zu irreperablen Gehirnschäden führen.

Typ AB wird zwar nicht häufiger von Candida-Erkrankungen heimgesucht als andere, doch er hat es schwerer, sich von ihnen zu erholen. Bei entsprechender Ernährungsumstellung vermag aber auch er den Candida-Pilz in den Griff zu bekommen.

Die richtige Ernährung bei Candida-Mykosen

• Meiden Sie minderwertigen Zucker!

Nahrungsmittel mit hohem Gehalt an Fabrikzucker schaffen den Pilzen in unserem Körper ideale Wachstumsbedingungen. Sie sollten daher soweit wie möglich dezimiert werden. Typische »Fabrikzucker-Bomben« sind Schokolade, Kuchen, Kekse, viele Fruchtsäfte und Kindertees, Gummibärchen, Cola-Getränke, Nougat-Cremes, Puddings und Speiseeis.

● Ballaststoffe

Parasitenpilze besitzen nicht das chemische Rüstzeug, um Ballaststoffe zu verdauen. Mit anderen Worten, an Ballaststoffen beißen sie sich ihre chemischen Zähne aus. Darüber hinaus sorgen Ballaststoffe dafür, daß von unserem Körper mehr Verdauungssäfte produziert und die Nahrungsreste schnell aus dem Körper befördert werden. Dadurch bleibt den Pilzen weniger Zeit, sich ihre Anteile aus der menschlichen Nahrung abzuzweigen. Größere Ballaststoffmengen findet man in Gemüse und Getreide.

● Kefir und Joghurt

Diese beiden fermentierten Milchprodukte enthalten Mikroorganismen, die unser Darmmilieu stabilisieren, indem sie den Anteil an nützlichen Bakterien im Darm erhöhen. In der Nachbarschaft dieser Organismen fühlen sich jedoch die krankmachenden Candida-Pilze ganz und gar nicht wohl. Hinzu kommt, daß Kefir und Joghurt die Immunabwehr stärken und dadurch den körpereigenen Kampf gegen die Candida-Mykosen unterstützen. Ihr Einsatz empfiehlt sich vor allem im Anschluß an Antibiotika-Behandlungen; hier sollten sie dann in Mengen von nicht unter 500 g täglich verzehrt werden.

Wichtige Nahrungsmittel für Typ AB

- Fasan
- Hammel
- Kaninchen
- Lamm
- Truthahn

- Hecht
- Hering

- Kabeljau
- Lachs
- Makrele
- Rotbarsch
- Sardine
- Seezunge

- Bauernkäse
- Hüttenkäse
- Joghurt
- Kefir
- Mozzarella
- Saure Sahne
- Schafskäse
- Ziegenkäse

- Auberginen
- Blumenkohl
- Brokkoli
- Erdnüsse
- Grüne Bohnen
- Grüne Erbsen
- Grünkohl
- Gurken
- Kartoffeln
- Meerrettich
- Palerbsen
- Petersilie
- Sellerie
- Tofu
- Walnüsse

- Ananas
- Feigen
- Grapefruit
- Kirschen
- Kiwis
- Pflaumen
- Preiselbeeren
- Weintrauben
- Zitrone
- Zwetschgen

- Essenerbrot
- Hirsebrot
- Knäckebrot
- Reis
- Roggenbrot
- Sojabrot
- Weizenkeimbrot

- Grüner Tee
- Kaffee

- Curry
- Knoblauch

Problematische Nahrungsmittel für Typ AB

- Ente
- Gans
- Huhn
- Rind

- Schwein
- Wild

- Aal
- Anchovis
- Austern
- Flunder
- Heilbutt
- Krebse, Garnelen und Hummer
- Räucherlachs

- Blauschimmelkäse
- Brie
- Butter
- Buttermilch
- Camembert
- Parmesan
- Sorbet
- Speiseeis
- Vollmilch

- Artischocken
- Avocados
- Haselnüsse
- Kidneybohnen
- Kürbiskerne
- Mais

- Mohn
- Radieschen
- Rettich
- Sesam (inkl. Sesamöl)
- Sonnenblumenkerne (inkl. Sonnenblumen-öl)
- Topinambur

- Banane
- Guave
- Kokosnuß
- Mango
- Orange (inkl. Orangensaft)
- Rhabarber

- Buchweizen
- Cornflakes

- Cola-Getränke
- Limonaden

- Cayennepfeffer
- Gelatine
- Kapern

Rezepte

Zum Frühstück

- *Tofu mit Liebstöckel und Petersilie als Brotaufstrich*
Der aus Asien stammende Tofu wird aus gekochten Sojabohnen hergestellt. Er ist sehr eiweißreich und extrem arm an

problematischen Fettsäuren und Cholesterin. Vom AB-Typ wird er in der Regel sehr gut vertragen, dennoch zählt Tofu zu den Nahrungsmitteln, die mitunter Allergien auslösen. Sie sollten daher – falls Sie ihn noch nicht kennen – erst einmal einen kleinen Happen von ihm probieren.

Zutaten:
200 g Tofu
1 EL Olivenöl
1 TL Sojasauce
2 EL Zitronensaft
2 ausgepreßte Knoblauchzehen
1 Frühlingszwiebel
1 TL zerhackte Petersilie
1 TL zerhackte Liebstöckelblätter
Salz

Tofu durch ein Sieb streichen, anschließend mit dem Öl zu einer cremigen Masse verrühren.
Die restlichen Zutaten dazugeben und alles miteinander vermischen. Mit Salz abschmecken.

Zum Mittag

- *Steckrübengemüse mit Beifuß als leckere Fleischbeilage (für vier Personen)*

Die Steckrübe verhält sich gegenüber Blutgruppe AB neutral, führt also nicht zu gesundheitlichen Problemen. Der Beifuß wird in der modernen Küche leider stark vernachlässigt. Schade, besitzt er doch eine ganze Reihe von gesundheitlichen Vorzügen: Über seine Gerbstoffe entfaltet er eine positive Wirkung auf den Darmapparat, seine Bitterstoffe regen den Appetit sowie Speichel-, Magensaft- und Gallenfluß an, seine ätherischen Öle wirken zusammen mit den Flavonoiden antibiotisch. In jüngerer Zeit haben Wissenschaftler herausgefunden, daß Beifuß vor allem das Wachstum von Pilzen zu hemmen vermag. Er sollte daher gerade bei AB-Typen mit ihrer Anfälligkeit gegenüber Candida-Mykosen unbedingt auf den Speisezettel gesetzt werden.

Zutaten:
500 g Steckrüben
1 l Fleischbrühe
1 Zwiebel
1 Bund Schnittlauch
30 g Butter
1 TL Beifuß
Pfeffer
Salz

Die Zwiebel schälen und in Würfel schneiden.
Die Steckrüben schälen, putzen und ebenfalls in Würfeln schneiden.
Die Butter im Topf erhitzen, die Zwiebelstücke darin bei schwacher Hitze glasigdünsten.
Dann die Steckrüben hinzugeben und 3 Minuten mitdünsten.
Die Fleischbrühe hinzugießen und alles zusammen 15 Minuten lang köcheln lassen. Salzen und pfeffern, am Ende die Flüssigkeit durch ein Sieb abgießen.
Den Schnittlauch kleinschneiden und dem Gemüse beigeben.

Knackige Salate

● *Kressesalat à la Brünne (für zwei Personen)*
Ein Klassiker aus der französischen Küche. Alle Zutaten sind für den AB-Typen problemlos zu verarbeiten. Gehen Sie jedoch sparsam mit dem Pfeffer um, die Kresse besitzt bereits eine gute Portion Eigenschärfe!

Zutaten:
1 Handvoll kleingeschnittene Brunnenkresse
1 Handvoll kleingeschnittene Endivie
1 Handvoll kleingeschnittener Chinakohl
3 EL Olivenöl
3 EL Zitronensaft
Muskat
Salz
Pfeffer

Brunnenkresse, Endivie und Chinakohl vermischen; Olivenöl, Zitronensaft und die Gewürze (Menge nach eigenem Geschmack) verrühren.
Den Salat auf die Teller verteilen und mit der Sauce übergießen.

Die Gewürznelke

Die Gewürznelke hat in der asiatischen Küche einen Stammplatz. Nur die wenigsten wissen jedoch, daß sie auch eine eminent wirksame Heilpflanze ist.
So wirkt der Gewürznelkenwirkstoff Eugenol in starkem Maß hemmend auf das Wachstum von Viren und Bakterien. Beispielsweise waren die Einwohner der Molukkeninsel Taruak all die Jahrhunderte vor Infektionen gefeit, weil sie ihre Speisen mit großen Portionen an Gewürznelke verzehrten. Als dann die Nelkenbäume radikal abgeholzt wurden, kam es plötzlich auf der Insel zu regelrechten Infektionsepidemien; die Inseleinwohner wurden von Krankheiten befallen, die ihnen vorher vollkommen unbekannt waren. Durch das Abholzen hatte sich ihr Gewürznelkenkonsum und damit auch ihr antibiotischer Schutz verringert.
Zusammen mit Caryophyllen entspannt Eugenol außerdem die Muskeln des Darms und der Atemwege, die Gewürznelke

wird dadurch zu einem wirksamen Mittel bei Bronchialerkrankungen wie Husten und Asthma (die ja bei AB-Typen recht häufig auftreten!) sowie bei Unterleibskrämpfen infolge von Durchfall und Darminfektionen.

- *Gewürztee (für vier Personen)*
5 TL Assamtee
1/2 Zimtstange
2 Gewürznelken
1/2 l Wasser
1/2 l Milch
Kandiszucker

Alle Zutaten in einen Topf geben und kalt aufsetzen. Zum Kochen bringen und bei schwacher Hitze 10 Minuten köcheln lassen, schließlich abseihen. Süßen nach eigenem Geschmack.

- *Apfel-Tee-Punsch für feierliche Anlässe (für vier Personen)*
Zutaten:
1 süßsaurer Apfel
4 Beutel schwarzer Tee (Earl Grey oder Darjeeling)
3/4 l Wasser
1 Gewürznelke
1 Messerspitze Zimt
Kandiszucker

Den Apfel schälen, vierteln, entkernen und zu kleinen Stükken zerschneiden.
Die Apfelwürfel im Wasser aufkochen und darin die Teebeutel 3 bis 5 Minuten ziehen lassen. Schließlich die Beutel entfernen und den Punsch mit Zimt, Nelke und Kandiszucker (Menge nach eigenem Geschmack) würzen.

Zum Abendessen

● *Grünes Champignonragout (für zwei Personen)*
Die Champignons sind für den AB-Typ neutral, sie bereiten ihm also keine gesundheitlichen Probleme. Das folgende Gericht enthält eine Reihe von antibiotischen und schleimlösenden Kräutern und Gewürzen, die gerade für den AB-Typ mit seinen häufigen Atemwegsproblemen günstig sind.

Zutaten:
500 g frische Champignons
¹/₂ Zwiebel
3 EL Pflanzenöl
1 EL Margarine
1 EL gehackte Petersilie
1 EL gehacktes Dill
1 TL Thymian
1 ausgepreßte Knoblauchzehe
1 EL Estragon

Die Pilze putzen, waschen und sorgfältig abtropfen lassen. Die Zwiebel schälen und kleinhacken.
Das Öl erhitzen, die Zwiebelstücke kurz darin anbraten. Dann die Champignons hinzugeben und unter Rühren 10 Minuten garen. Dann Margarine und Kräuter dazumischen.

● *Mozzarella mit Basilikum und Tomaten*
(für zwei Personen)
Menschen mit Blutgruppe AB vertragen – im Unterschied zu den Einzelblutgruppen A und B – Tomaten sehr gut. Mozzarella zählt ebenfalls zu den Produkten, die vom AB-Körper sehr gut verarbeitet werden.

Zutaten:
2 große Fleischtomaten
1 Mozzarella di Bufalo (50 % Fett, 200 g)
gehacktes Basilikum, Menge nach Bedarf
2 EL Olivenöl
Salz
weißer Pfeffer

Die Tomaten waschen, trocknen und in Scheiben schneiden. Den Mozzarella in Scheiben schneiden.
Tomaten- und Käsescheiben schuppenartig auf einen großen Teller legen, mit dem Basilikum bestreuen, mit dem Öl beträufeln und mit Salz und Pfeffer nach Geschmack würzen.

● *Gedünstete Gurken (für zwei Personen)*
Das ideale Rezept für heiße Sommerabende, leicht bekömmlich und trotzdem herzhaft. Die Gurke zählt zu den Nahrungsmitteln, die von Blutgruppe AB sehr gut verarbeitet werden.

Zutaten:
1 Salatgurke
2 EL Essig
1 EL Wasser
10 g Margarine
2 TL Mehl
1/2 Zwiebel
1 Messerspitze zermahlener Fenchelsamen
1 Knoblauchzehe
200 ml Hühnerbrühe
1/2 TL Zucker
1 Prise Salz

Gurke schälen, in Längsrichtung halbieren, Kerne entfernen, in Stücke schneiden.

Zucker und Salz in Essig auflösen und über die Gurkenstücke gießen, 1 Stunde ziehen lassen.

Die Zwiebel schälen und in kleine Stücke schneiden. Margarine in der Pfanne schmelzen und die Zwiebelstücke anbräunen. Mehl, ausgepreßten Knoblauch und Fenchelsamen hinzugeben und warten, bis das Mehl golden wird. Die Hühnerbrühe zugießen und aufkochen, dann 5 Minuten auf kleiner Flamme köcheln lassen.

Die Gurkenstücke hineingeben und 10 Minuten lang köcheln lassen. Achten Sie darauf, daß die Gurken nicht verkochen! Zum Garnieren kann man gehackten Dill über das Gemüse streuen.

Schonkost für AB-Typen mit Magenproblemen

• *Basler Karottenmus*
Zutaten:
150 g Karotten
150 g Kartoffeln
1/4 l Wasser
Salz
Muskat
100 ml Joghurt

Karotten und Kartoffeln in Stücke schneiden und weichkochen. Das Gemüse abseihen, durch ein Sieb streichen und mit dem Joghurt verrühren. Zum Schluß noch etwas Salz und Muskat zufügen.

Ein Speisetip gegen akuten Husten

- *Quittensuppe mit Honig (für zwei Personen)*

Quitte und Honig zählen zu den alten Hausmitteln gegen Bronchitis und Husten.

Zutaten:
150 g Quitten
1/4 l Wasser
25 g Honig
Zitronenschale
10 g Zwieback

Die Quitten schälen und in kleine Würfel schneiden. Dann kocht man sie im Wasser weich und streicht sie durch ein Sieb. Abgeschmeckt wird mit Zitronenschale und Honig. Zum Schluß wird die Suppe über die Zwiebackstückchen in den Tellern gegossen.

Literaturverzeichnis

●●●●●●●●●●●●●●●●●●●●●

D'Adamo, Peter: 4 Blutgruppen – 4 Strategien für ein gesundes Leben. Piper-Verlag, München-Zürich.

Prokop, Otto / Göhler, Werner: Die menschlichen Blutgruppen. Gustav Fischer Verlag, Stuttgart-New York.

Spielmann, Willi / Kühnl, Peter: Blutgruppenkunde. Georg Thieme Verlag, Stuttgart-New York.

Zittlau, Jörg: Heilende Gewürzküche. Ludwig-Verlag, München.

Zittlau, Jörg / Kriegisch, Norbert: Das große Buch der gesunden Ernährung. Südwest-Verlag, München.

Krankheiten von A–Z

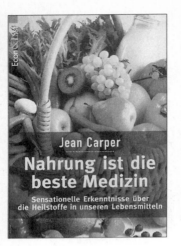

Jean Carper

**Nahrung ist die
beste Medizin**

Sensationelle Erkenntnisse
über die Heilstoffe in
unseren Lebensmitteln

528 Seiten

TB 20504-8

Dieses Buch ist für jeden
gesundheitsbewußten Men-
schen ebenso unentbehrlich
wie für jeden aufgeschlosse-
nen Mediziner: Wußten Sie
beispielsweise, daß ein bis
zwei gedämpfte Karotten
pro Tag das Lungenkrebs-
risiko mindern? Daß Fisch
Herzkrankheiten vorbeugt
und Arthritis, Migräne und
Nierenbeschwerden lindert?
Daß Knoblauch die Immun-
kräfte der wichtigen »Killerzellen« stärkt, gegen Blut-
gerinnsel und – wie auch
Milch, Chilipfeffer und
Zwiebeln – gegen chroni-
sche Bronchitis wirksam ist?
Daß starker Kaffee Asthma
bekämpft und grüner und
schwarzer Tee die Entwicklung bestimmter Karzino-
gene blockieren? Durch die
gezielte Nahrungsaufnahme
ist es möglich, akute und
chronische Krankheiten zu
verhüten oder zu lindern –
und das ohne die oftmals
bei Medikamenten zu beob-
achtenden Nebenwirkungen

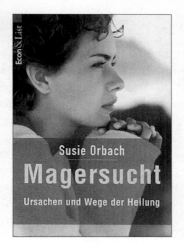

Susie Orbach
Magersucht
Ursachen und
Wege der Heilung
272 Seiten
TB 20596-X

Magersucht ist eine Krankheit mit vielfältigen Ursachen. Häufig verkannt und verheimlicht ist sie ein Problem vieler Menschen, durchaus nicht nur junger Frauen. Obwohl das Problem seit Jahren bekannt ist, steigt die Zahl der Menschen, die an Eßstörungen leiden, immer noch an. Susie Orbach, weltweit anerkannte Psychotherapeutin, untersucht in diesem Buch das Krankheitsbild aus medizinischer Sicht. Neben ihrer fundierten Analyse, woher die Krankheit rühren kann, bietet sie neue Ansätze zur Heilung und zeigt, daß Magersucht nicht unbesiegbar ist.

Econ & List

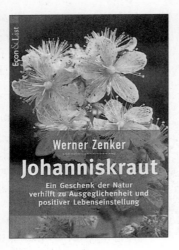

Werner Zenker

Johanniskraut

Ein Geschenk der
Natur verhilft zu Aus-
geglichenheit und positiver
Lebenseinstellung

160 Seiten

TB 20590-0

Streßsituationen und erhöhte psychische Belastung
führen immer öfter zu
schwerwiegenden körper-
lichen Beschwerden. Meist
ist die chemische Keule kein
sinnvoller Weg aus der
Krise.
Johanniskraut ist ein natür-
liches Heilmittel, dessen
Wirkkraft auf Stärkung und
Aufbau der geistigen und
körperlichen Gesundheit
zielt – ohne unangenehme
Nebenwirkungen. Dieses
Buch erläutert Ihnen einerseits, welche möglichen
Ursachen Depressionen und
psychovegetativen Störun-
gen zugrunde liegen.
Außerdem zeigt es die
unterschiedlichen Möglichkeiten auf, mit Johannis-
kraut-Präparaten zu
Lebensmut, Tatkraft und
Leistungsfähigkeit zurück-
zufinden, die eine erste Voraussetzung für den Weg aus
der Krise sind. Ein Ratgeber
für jeden, der die natürlichen
Kräfte von Johanniskraut zu
Bewältigung schwieriger
Lebenslagen nutzen möchte

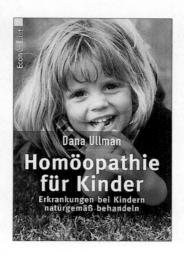

Dana Ullman

Homöopathie für Kinder

Erkrankungen bei Kindern
naturgemäß behandeln

336 Seiten

TB 20610-9

Dieses unentbehrliche Handbuch informiert über alles, was Eltern wissen müssen, um die Erkrankungen ihrer Kinder wirksam, schonend und ohne Nebenwirkungen zu behandeln. Es bietet eine Einführung in die Grundlagen der Homöopathie, eine Anleitung zum richtigen Gebrauch der verschiedenen Präparate, eine Liste von homöopathischen Mitteln für alle Arten von körperlichen und emotionalen Störungen sowie Empfehlungen für die homöopathische Hausapotheke.